中药学综合实验教程

主　编　龚普阳

U0254855

四川科学技术出版社

图书在版编目（CIP）数据

中药学综合实验教程 / 龚普阳主编. -- 成都 : 四
川科学技术出版社, 2024.11. -- ISBN 978-7-5727
-1627-0

Ⅰ. R28-33

中国国家版本馆CIP数据核字第2025MF7577号

中药学综合实验教程

主　　编　龚普阳

出 品 人　程佳月
责任编辑　欧晓春
营销编辑　刘　成
责任出版　王　英
出版发行　四川科学技术出版社
　　　　　成都市锦江区三色路238号　邮政编码　610023
　　　　　官方微博 http://weibo.com/sckjcbs
　　　　　官方微信公众号 sckjcbs
　　　　　传真 028-86361756
成品尺寸　185 mm × 260 mm
印　　张　13.5
字　　数　310 千
印　　刷　成都市新都华兴印务有限公司
版　　次　2024年11月第1版
印　　次　2025年1月第1次印刷
定　　价　68.00

ISBN 978-7-5727-1627-0

邮购：成都市锦江区三色路238号新华之星A座25层　邮政编码：610023
电话：028-86361770

编委会名单

主　　编　龚普阳

副 主 编　韩　露　何黎黎

参　　编　尹雪梅　王　潇　冯兹阁

　　　　　张　乐　李来明　王　琴

　　　　　邓　淼

前　言

　　实验教学是中药学专业本科教学的重要组成部分，是提高学生专业素养、培养学生实际动手能力和科研能力的重要途径。本书在知识体系和构成上与大多数理论课程教材保持一致，通过对实验原理、实验对象、实验操作的综合性分析，强化和巩固对重点理论知识的理解和掌握。本实验教程结构的构思与内容的编写，以加强学生基础技能训练和提升创新能力为主要目标，综合设置了验证型和探究型实验，以迎合当前学科发展趋势和多学科技术交叉背景下对中药学专业人才综合素质的新要求。

　　本实验教程由龚普阳负责起草编写提纲并组织人员编写。内容分为七章，第一章药用植物学实验由尹雪梅撰写；第二章中药炮制学实验由王潇撰写；第三章中药鉴定学实验由冯兹阁撰写；第四章中药化学实验由张乐撰写；第五章中药分析实验由李来明撰写；第六章中药药理学实验由王琴撰写；第七章中药药剂学实验由邓淼撰写，全书由龚普阳、韩露、何黎黎进行图文校对并统稿。本实验教程可为中药学、中药资源与开发等本科专业开展实验教学提供一定的指导和参考。

　　在本书编写过程中，参考了多版中药学专业各主干实验课程教材，限于篇幅，在此一并表示感谢。尽管全体编者已尽最大努力，但由于水平所限，书中难免出现疏漏，敬请各位读者批评指正。

编者

2024 年 4 月

目　　录

第一章　药用植物学实验 …………………………………………………… 001

实验一　光学显微镜的构造及使用 ………………………………………… 001

实验二　药用植物制片方法 ………………………………………………… 004

实验三　植物细胞的构造和后含物 ………………………………………… 008

实验四　分生组织、保护组织和分泌组织 ………………………………… 010

实验五　薄壁组织、机械组织及输导组织 ………………………………… 013

实验六　根的形态与构造 …………………………………………………… 014

实验七　茎的形态与构造 …………………………………………………… 017

实验八　叶的形态与构造 …………………………………………………… 020

实验九　花的形态及类型 …………………………………………………… 022

实验十　果实和种子的形态及类型 ………………………………………… 024

第二章　中药炮制学实验 …………………………………………………… 026

实验一　净制、切制 ………………………………………………………… 026

实验二　清炒法 ……………………………………………………………… 029

实验三　加固体辅料炒法 …………………………………………………… 033

实验四　炙法 ………………………………………………………………… 037

实验五　煅法 ………………………………………………………………… 042

实验六　蒸法、煮法、燀法 ………………………………………………… 045

实验七　复制法 ……………………………………………………………… 048

实验八　煨法、水飞法 ……………………………………………………… 049

第三章　中药鉴定学实验 …………………………………………………… 052

实验一　显微鉴定基本技能 ………………………………………………… 052

实验二　根及根茎类中药的鉴别（双子叶植物）　·············· 057

实验三　根及根茎类中药的鉴别（单子叶植物）　·············· 061

实验四　茎木类及皮类中药的鉴别　·············· 064

实验五　叶类及花类中药的鉴别　·············· 069

实验六　果实类及种子类中药的鉴别　·············· 073

实验七　全草类中药的鉴别　·············· 077

实验八　藻、菌、地衣、树脂及其他类的中药鉴别　·············· 081

实验九　动物类中药的鉴别　·············· 085

实验十　矿物类中药的鉴别　·············· 090

实验十一　中成药的鉴别　·············· 093

第四章　中药化学实验　·············· 096

实验一　葛根中淀粉多糖的提取、分离和鉴别　·············· 096

实验二　虎杖中蒽醌类成分的提取、分离和鉴别　·············· 098

实验三　补骨脂中香豆素的提取、分离和鉴别　·············· 101

实验四　黄芩中黄芩苷的提取、分离和鉴别　·············· 104

实验五　槐米中芦丁的提取、分离和鉴别　·············· 107

实验六　八角茴香中挥发油的提取、分离和鉴别　·············· 110

实验七　穿心莲中穿心莲内酯的提取、分离和鉴别　·············· 112

实验八　甘草中甘草酸的提取、分离和鉴别　·············· 116

实验九　穿山龙中薯蓣皂苷元的提取、纯化与鉴定　·············· 118

实验十　黄柏中小檗碱的提取、分离和鉴别　·············· 121

第五章　中药分析实验　·············· 124

实验一　甲苯法测定香砂养胃丸的水分含量　·············· 124

实验二　牛黄解毒片的 TLC 鉴别　·············· 126

实验三　黄连上清丸中重金属的检查　·············· 127

实验四　玄明粉中砷盐的检查　·············· 129

实验五　分光光度法测定槐花中总黄酮的含量　·············· 131

实验六　酸性染料比色法测定半夏露中麻黄碱的含量　·············· 133

实验七　柱色谱－紫外分光光度法测定左金丸中盐酸小檗碱的含量　·············· 134

实验八　HPLC 法测定五味子中五味子醇甲的含量　·············· 136

实验九　HPLC 法测定乙肝宁颗粒中黄芪甲苷的含量　·············· 137

实验十　GC 法测定银翘解毒片中薄荷脑的含量　·············· 139

第六章　中药药理学实验 ·· 141

实验一　生大黄、芒硝对小鼠肠道运动的影响 ················· 141

实验二　柴胡对发热家兔的解热作用 ······························· 142

实验三　三七对小鼠凝血时间的影响 ······························· 144

实验四　雷公藤对大鼠足肿胀的影响 ······························· 145

实验五　青皮对大鼠胆汁分泌的作用 ······························· 146

实验六　延胡索对小鼠的镇痛作用 ··································· 148

实验七　金钱草对家兔的利尿作用 ··································· 149

实验八　人参对小鼠游泳时间的影响 ······························· 151

实验九　桔梗对小鼠氨水引咳的作用 ······························· 152

第七章　中药药剂学实验 ·· 154

实验一　散剂的制备 ··· 154

实验二　液体药剂的制备 ·· 159

实验三　注射剂的制备 ··· 167

实验四　软膏剂的制备 ··· 173

实验五　栓剂的制备 ··· 176

实验六　颗粒剂的制备 ··· 182

实验七　硬胶囊剂的制备 ·· 185

实验八　片剂的制备 ··· 188

实验九　膜剂的制备 ··· 191

实验十　滴丸的制备 ··· 195

实验十一　包合物的制备 ·· 197

实验十二　微囊的制备 ··· 202

第一章　药用植物学实验

　　药用植物学实验是中药学和药学专业本科教学的一门专业基础课程，是药用植物学课程教学体系的重要组成部分。本课程旨在通过讲授药用植物的形态、构造、分类等知识，培养学生的动手能力和观察能力，培养严谨的学风和务实的作风，帮助学生较为熟练地掌握药用植物学实验的基本理论、基础知识以及相关研究的基本技术和方法。该实验课程不仅能加深、巩固、拓展和丰富药用植物学理论教学内容，还能为后续进行其他专业课程的学习与实践打下坚实基础。

实验一　光学显微镜的构造及使用

一、实验目的

1. 掌握光学显微镜的使用方法。
2. 熟悉光学显微镜的构造。
3. 了解光学显微镜的保养方法。

二、实验仪器与材料

光学显微镜、香柏油、二甲苯、擦镜纸。

三、实验内容

　　根据显微镜所用光源的不同，可分为光学显微镜和电子显微镜两大类。在药用植物学实验中，最常用的是光学显微镜。光学显微镜的基本结构由光学系统和机械部分组成。光学系统主要包括目镜、物镜、反射镜、聚光器等。机械部分主要包括镜座、镜柱、镜臂、镜筒、载物台、物镜转换器、调焦装置等。

（一）光学系统

1. 物镜

物镜安装在镜筒下端的物镜转换器上，可按照放大倍数的不同，分为低倍镜、高倍镜和油浸物镜（简称油镜）。常用的低倍镜放大倍数为 $10\times$ 以下，高倍镜为 $40\times$ ～ $60\times$，油镜为 $90\times$ 以上。放大倍数愈高，物镜镜头越长，透镜直径愈小，反之亦然。

2. 目镜

目镜安装在镜筒的上端，可将物镜所成的像进一步放大。常用目镜的放大倍数有 $8\times$、$10\times$、$15\times$ 等。放大倍数愈高，其镜头的长度愈短，反之亦然。

3. 反射镜

反射镜有两个面，即平面镜和凹面镜，兼具反射光线和聚集光线的作用。一般而言，光线强或用低倍物镜观察时用平面镜；光线弱或用高倍物镜观察时用凹面镜。

4. 聚光器

聚光器装于载物台下，主要包括聚光镜和虹彩光圈。聚光器上下移动，可调节视野亮度。聚光器还可将平行的光线聚集成束，集中于一点，增强被检物品的光量。

（二）机械部分

1. 镜座

镜座位于显微镜的最下方，是显微镜的底座，支持显微镜并使之平稳。

2. 镜柱

镜柱是镜座上面直立的短柱，起支持作用。

3. 镜臂

镜臂下连镜柱，上连镜筒，是取放显微镜时手握的部位，也是显微镜的主要支持架。

4. 镜筒

镜筒是镜臂前方的中空圆筒，镜筒上端装有目镜，下端装有物镜转换器。

5. 载物台

载物台是放置观察用的玻片标本的平台，其中央有一圆孔，即通光孔。载物台上装有压片夹或标本移动器，压片夹可固定标本片，标本移动器可使标本片前后左右移动。

6. 物镜转换器

镜筒下端的圆盘是物镜转换器，圆盘上有 3 ～ 4 个物镜螺旋口，装置不同放大倍数的物镜，用手左右转动物镜转换器可转换物镜。

7. 调焦装置

在镜臂上装有粗准焦旋钮（粗调焦轮）和细准焦旋钮（细调焦轮）。转动它们可使镜筒上下移动，从而调节物镜与标本之间的距离，即调焦，使物像清晰。

（三）显微镜的使用方法

1. 取镜及放置

取镜时右手握住镜臂，左手托镜座，保持镜体直立。将其轻轻放置在距实验台边缘约 5 cm 的实验台桌面上，略偏于操作者左侧，以便观察和防止掉落。

2. 对光

常用自然光或日光灯作光源，注意避免阳光直射。若显微镜有内置光源，也可直接打开电源开关。转动准焦旋钮提升镜筒，再转动物镜转换器，使低倍物镜正对通光孔，当听到轻微的碰叩声时，表明物镜已对准通光孔。调节虹彩光圈等，使视野中的光线均匀明亮。

3. 低倍镜的使用

观察任何标本，都应先用低倍镜，因为低倍镜的视野范围大，容易发现目标和确定要观察的部位。

1）装置玻片标本

将玻片标本置于载物台上，用标本推动器夹着玻片标本，调节标本推动器使标本位于通光孔的正中心。

2）调焦

转动粗准焦旋钮使镜筒缓慢下降到低倍镜距盖玻片约 5 mm 处。左眼从目镜上观察视野，右眼自然张开，同时用手转动粗准焦旋钮，使镜筒缓慢上升，直到看到物像，然后微微转动细准焦旋钮，使物像清晰。

3）调节标本位置

低倍镜观察调好焦后，调节标本移动器使被观察部分在最佳位置。

4. 高倍镜的使用

高倍镜可将低倍镜视野中心的一部分加以放大，因此常在观察较小的物体或细微结构时使用。先在低倍镜下将被观察部分移到视野正中央，再旋转物镜转换器，使高倍镜对准通光孔（因高倍镜的工作距离很短，操作时要十分仔细，以防镜头碰击玻片）。调节细准焦旋钮使物像清晰。调节虹彩光圈使视野中光量适宜。注意使用高倍镜时一般不需要使用粗准焦旋钮调焦。

5. 油镜的使用

先用低倍镜找到被观察部分，再换至高倍镜，将被观察部分置于视野中央，然后再换成油镜。使用油镜时，须先在盖玻片上滴加一滴香柏油。油镜使用完毕，先用擦镜纸蘸少许二甲苯将镜头和标本上的香柏油擦去，然后再用干擦镜纸擦干净。

6. 收镜

观察完毕，先降低载物台，取走玻片标本，再转动物镜转换器，使物镜镜头与通光孔错开，再升高载物台，将反射镜还原成与桌面垂直，擦净镜体，盖上防尘罩，将显微镜放回原处。

（四）显微镜的保养

1. 显微镜的各部件应保持清洁。机械部分可用软布擦净；物镜、目镜等光学部分用专用的擦镜纸轻轻擦拭，而不能用手或其他粗糙物擦拭，以免产生划痕。

2. 拿取显微镜时应右手握牢镜臂，左手托住镜座，确保其平稳。不可一手掂着镜臂拿取显微镜。

3. 使用显微镜的过程中，应注意轻拿轻放，不可把显微镜放置在实验台的边缘，以免碰翻落地。

4. 标本必须加盖盖玻片，制作带试剂或水的玻片标本，必须两面擦干再放载物台上观察。不可使镜体倾斜，以免溶液流出污染和腐蚀镜体。

5. 转换物镜时，要用手捏住物镜转换器转换，不可用手直接拨转物镜，以免破坏物镜与目镜的光轴合轴。

6. 养成双眼同时睁开观察的习惯，左眼用以窥镜，右眼用以绘图。

7. 爱护显微镜，正确操作显微镜。如发现仪器故障或损坏，应立即报告任课老师。

8. 显微镜不用时应盖上防尘罩，及时放回镜柜内。应放置在阴凉、干燥处，不可与腐蚀性酸类、碱类或挥发性强的化学试剂放在一起，以免仪器被腐蚀，缩短使用年限。

四、思考题 *

1. 低倍镜和高倍镜观察，哪个视野大？哪个明亮？为什么？
2. 为何要先在低倍镜下将被观察部分移到视野正中央，再换用高倍镜观察？
3. 使用和保养显微镜时有哪些注意事项？

实验二　药用植物制片方法

一、实验目的

1. 掌握各种制片方法的基本操作步骤。
2. 了解不同制片方法的优缺点。

---

*：思考题需读者查阅资料后完成。

二、实验仪器与材料

光学显微镜、镊子、刀片、培养皿、载玻片、盖玻片、解剖针、擦镜纸、吸水纸、毛笔等；水、洋葱鳞片叶、马铃薯等。

三、实验内容

（一）临时装片法

临时装片法是教学科研中常用的制片方法之一，是一种不需要长时间保存的简易制片方法，可用于临时观察研究。

临时装片法是用镊子取少量新鲜材料的组织切片或药材粉末等，置于干净载玻片中央的水滴中，加盖干净盖玻片制成玻片标本的方法，也可选用水合氯醛试液、甘油醋酸试液等处理后观察。

（二）徒手切片法

徒手切片法是指手持刀片将新鲜的或固定的实验材料切成薄片的制作方法。该方法无须专门的仪器设备，也不需要特殊的化学试剂处理，仅用刀片即可操作，是一种简便且快捷的方法。

徒手切片前，应先准备好一个盛有清水的培养皿。然后，用刀片将材料切成长约3 cm的小块，直径通常不超过5 mm。在切片时，用左手的拇指与食指、中指夹住实验材料，大拇指应低于食指约2 mm，以免被刀片割破。材料要伸出食指外约2 mm，左手拿材料要松紧适度，右手平稳地拿住刀片并与材料成垂直，使刀片与材料切口基本保持平行，再用右手的臂力使刀锋自左前方向后方切削。切片过程中可在材料的切面上均匀地滴上清水或用水湿润刀面，以保持材料湿润。用毛笔从刀片上轻轻扫下切出的薄片，放入水中。当切到一定数量后，可在培养皿内挑选组织结构完整的透明的薄片置于载玻片上，制成临时装片观察。

（三）滑走切片法

滑走切片法的制片方法与徒手切片性质相似，其是用滑行切片机进行切片。由于机械的帮助，可根据需要调节切片的厚度，可切制出比较完整且厚薄均匀的切片。该方法适用于切制木材或较坚硬的组织材料。

（四）石蜡切片法

石蜡切片法是显微制片技术中最常用的一种方法，除藻类、菌类、木材和骨骼外，一般的材料均可以使用。石蜡切片的优点是可制成极其薄的切片，使材料各部分都清晰可见，同时也可制成连续切片，观察材料的动态发生及层次。该方法涉及多个步骤，基本操作步骤如下：

1. 取材

根据实验需要，选取新鲜的、典型且有代表性的材料。

2. 固定

使用特定的固定液对组织进行固定，一般需要固定 24 小时以上。固定剂的选用应根据组织类型和所需的固定程度来决定。固定液常用 FAA 液（50% 或 70% 乙醇 90 mL，冰醋酸 5 mL，37% ～ 40% 甲醛 5 mL。柔软材料用 50% 乙醇，坚硬材料用 70% 乙醇配制）。

3. 脱水

固定后，先用低浓度的乙醇，再逐步过渡到高浓度的乙醇直至最终的无水乙醇浸泡材料，逐步脱水（脱水的乙醇浓度通常依次为 50%、70%、85%、95%、100%）。每个梯度停留时间为 1 ～ 3 小时，视材料性质和大小而定。

4. 透明

脱水后，使用乙醇与二甲苯（1:1）混合液处理 2 ～ 3 小时，再用纯二甲苯处理 2 次，每次 1 ～ 2 小时。

5. 浸蜡

将已透明的材料用石蜡和二甲苯混合液浸泡，浸泡时间为 1 ～ 2 天。将固体纯石蜡放置于高于石蜡熔点 2 ～ 3℃的恒温箱内熔化。将材料从石蜡和二甲苯混合液中逐步倒入融化的石蜡中，2 ～ 4 小时换一次纯石蜡。浸蜡时间视材料性质和大小而定。

6. 包埋

将熔化的石蜡和材料一同倒入纸盒，随后立即用加热的镊子将材料按照需要的切面排列整齐，连同纸盒一起平放入冷水中，使其快速凝固。

7. 切片

将包埋好的蜡块四周修整平行，再将其粘在小木块上，固定在切片机上，切成连续的蜡带。

8. 贴片

在一清洁的载玻片上涂抹少量黏合剂，再滴数滴蒸馏水，用镊子将切好的蜡带放在水面上，在约 40℃的展片台上将切片展平。

9. 脱蜡

将粘有蜡片的切片移入纯二甲苯中，约 10 分钟，渗入组织的石蜡全部融去，释放出组织。

10. 染色

切片依次移入二甲苯与乙醇（1∶1）混合液→95% 乙醇→85% 乙醇→70% 乙醇→50% 乙醇→30% 乙醇→纯水，每个梯度停留 5～10 分钟。再浸入番红染液中染色 2～24 小时。再用自来水洗去多余的染液，依次用 30% 乙醇→50% 乙醇→70% 乙醇脱水，每个梯度停留时间约 30 秒钟。浸入固绿染液中 10～40 秒钟。

11. 封片

染色后的切片经梯度乙醇彻底脱水、二甲苯透明后滴加中性合成树胶或加拿大树胶，盖上干净的盖玻片，进行封片。

（五）表面制片法

表面制片法是指撕取或分离植物器官（叶、花、果等）表皮的一种制片方法。该方法是临时制片的一种常用方法，可获得较清晰的临时标本片，主要适用于叶类、全草类、花类等药材的显微鉴定。

（六）解离组织法

解离组织法是利用特殊的化学试剂使组织细胞的胞间层溶解，细胞彼此分离，获得分散的、单个的完整细胞的一种方法，以便观察不同组织的细胞形态和特征。该方法主要适用于观察石细胞、纤维、导管等木质化程度较高的组织。不同性质的药材所采用的解离方法不同，常用的解离方法有氢氧化钾法、硝铬酸法和氯酸钾法。在进行组织解离前，先将药材切成不粗于火柴棍的长条状或片状。若药材内薄壁组织占极大部分，木化组织很少或分散存在，可用氢氧化钾法；若薄壁组织较少，木化组织较多或集合较大的群束，须用硝铬酸法或氯酸钾法。

（七）压片制片法

压片制片法是将植物的幼嫩器官，如根尖、茎尖和幼叶等经过处理后，涂抹或压在载玻片上，使组织成一薄层然后进行观察的制片方法。染色后可作临时的观察标本，也可以经过脱水、透明等手续制成永久的玻片标本。该方法主要适用于植物细胞遗传学、染色体核型分析、染色体观察等方面的研究。

（八）粉末制片法

粉末制片法是指将干燥的药材粉碎成粉末后，采用水、稀甘油、水合氯醛、稀碘液等试剂作为润湿剂，与少许粉末混合后制片的一种方法。

试制作洋葱鳞片叶表皮细胞临时装片及制作马铃薯徒手切片。

四、思考题

1. 药用植物的制片方法有哪些？列表归纳各制片方法的优缺点及适用范围。
2. 在制作洋葱鳞片叶表皮细胞临时装片及马铃薯徒手切片时，注意事项有哪些？

实验三　植物细胞的构造和后含物

一、实验目的

1. 掌握植物细胞的基本构造，掌握植物细胞后含物的种类及形态构造。
2. 熟悉临时装片法。

二、实验仪器与材料

光学显微镜、解剖针、镊子、刀片、盖玻片、载玻片、擦镜纸、吸水纸、乙醇灯；蒸馏水、水合氯醛、稀碘液、稀甘油；洋葱鳞片叶、马铃薯块茎、黄柏粉末、大黄根茎粉末、半夏粉末、射干粉末。

三、实验内容

（一）植物细胞的基本构造

1. 制作洋葱鳞片叶表皮临时装片

取洋葱鳞片叶，用刀片在鳞片叶内表皮中部轻轻地划一小块，用镊子快速撕下其内表皮，置于已滴有蒸馏水的干净载玻片上，盖上干净的盖玻片，将多余的水用吸水纸吸掉，制成临时装片。注意在制片时材料应被载玻片上的蒸馏水充分浸润，加盖玻片时要避免产生气泡。

2. 观察植物细胞基本构造

将已制作好的洋葱鳞片叶表皮临时装片放在低倍镜下观察，可看到洋葱表皮由排列紧密的一层细胞组成，细胞为长方形，无细胞间隙。移动装片，选择几个较清楚的细胞置于视野中央，再转换高倍镜仔细观察，注意辨别下列各个构造。

1）细胞壁

细胞壁是植物细胞特有的结构。位于植物细胞原生质体的最外面，几乎为无色透明，只能观察到每个细胞四周的侧壁。

2）细胞质

细胞核以外，细胞膜之内的无色透明的胶状物。有时被中央液泡挤压紧贴细胞壁。

3）细胞核

若取材为幼嫩的细胞，常位于细胞中央，多为圆球形。若取材为发育较为成熟的细胞，由于中央液泡的形成，细胞质被挤压至紧贴细胞壁，多为扁球形。

4）液泡

液泡位于细胞中央，由于液泡内充满细胞液，因此比细胞质更加透明。若看不清楚，可加稀碘液封片，数分钟后观察，可见到被染成深黄色的细胞核和浅黄色的细胞质，而未被染色的部分则是液泡。

（二）植物细胞的后含物

1. 淀粉粒

取一小块马铃薯块茎，用解剖针或刀片刮取少许液汁置于载玻片上，加 1 滴蒸馏水制成临时装片，在低倍镜下仔细观察淀粉粒的形状，再转换成高倍镜，仔细观察其脐点和层纹，注意分辨单粒、半复粒和复粒。观察并记录好后，在盖玻片的一侧加入 1 滴稀碘液，并在盖玻片相对的另一侧用吸水纸吸水，将稀碘液引流至盖玻片内，仔细观察淀粉粒的颜色有何变化。

2. 草酸钙结晶

1）方晶

取黄柏粉末少许，置载玻片上，滴加 1～2 滴水合氯醛试液，在乙醇灯上慢慢加热进行透化，注意在蒸干之前可以添加新的试剂，直至材料颜色变浅且透明时，停止处理，加 1 滴稀甘油，盖上盖玻片，将周围的试剂擦拭干净，置于显微镜下观察（该操作过程常称为透化过程，该临时装片常称为水合氯醛装置），可见一些长方形或方形的结晶成行排列在纤维束旁的薄壁细胞内，这种结构称为晶鞘纤维。

2）簇晶

取大黄根茎粉末少许，按照上述方法制成水合氯醛装置观察，可见呈簇状或星状的结晶，即簇晶。

3）针晶

取半夏粉末少许，按照上述方法制成水合氯醛装置观察，可见散在或成束的针状草酸钙晶体。

4）柱晶

取射干粉末少许，按照上述方法制成水合氯醛装置观察，可见棱角分明的长柱形透明状晶体。

3. 注意事项

1）随时保持显微镜清洁。在观察临时装片时，注意将盖玻片四周溢出的水或其他试剂用吸水纸吸干净，以免污染镜头。

2）使用显微镜观察要遵循先低倍镜，后高倍镜的观察顺序。

四、思考题

1. 在光学显微镜临时装片时，怎样才能防止产生气泡？若产生气泡，应如何处理？

2. 在光学显微镜下观察草酸钙结晶时，为什么需要透化？

实验四　分生组织、保护组织和分泌组织

一、实验目的

1. 掌握保护组织的形态特征、类型及在植物体内的分布部位。

2. 熟悉分生组织的形态特征。

二、实验仪器与材料

光学显微镜、解剖针、镊子、刀片、盖玻片、载玻片、擦镜纸；蒸馏水；洋葱根尖、薄荷茎、薄荷叶、椴树茎、金银花叶、茜草叶、毛茛叶、菊花叶、曼陀罗叶、松蓝叶、茶叶、生姜、橘皮、松茎、蒲公英根。

三、实验内容

（一）分生组织

1. 初生分生组织

取洋葱根尖纵切面制片，置于低倍镜下观察，可见根尖的先端有由很多疏松的细胞群组成的一个帽状的结构，即根冠，内方就是根的顶端分生组织。再转换高倍镜仔细观察细胞的形态特征。

2. 次生分生组织

1）维管形成层

取薄荷茎横切面制片，置于显微镜下观察，可见排列成环状的维管束。在维管束的木质部和韧皮部之间，可见排列整齐、紧密、略呈扁长方形的细胞群，即维管形成层。

2）木栓形成层

取椴树茎横切面制片，置于显微镜下观察，可见排列整齐、无细胞间隙、略呈扁平形的棕红色或红褐色的几层木栓层细胞。木栓层内有几层颜色淡而扁平的细胞，即木栓形成层。

（二）保护组织

1. 表皮和毛茸

1）取薄荷叶，用镊子撕取其表皮制作临时装片，置于显微镜下观察，可见表皮细胞形状多为不规则状，彼此紧密嵌合，无细胞间隙。表皮细胞之间分布有气孔，气孔器的保卫细胞含有叶绿体，表皮细胞中无叶绿体。同时观察薄荷表皮上的毛茸，可见分泌细胞呈辐射状排列形成的腺头，侧面观察呈扁球形，具有明显的角质层。还可见许多呈牛角状弯曲的非腺毛。

2）取金银花叶下表皮制片，置于显微镜下观察，可见许多具有多细胞腺头的腺毛，腺头形状呈三角形状或橄榄球状。

2. 气孔

1）直轴式气孔

撕取薄荷叶下表皮制作临时水装片，置于显微镜下观察，可见气孔周围2个副卫细胞，其长轴与2个半月形保卫细胞的长轴垂直。

2）平轴式气孔

撕取茜草叶下表皮制作临时水装片，置于显微镜下观察，可见气孔周围2个副卫细胞，其长轴与气孔的长轴平行。

3）不定式气孔

撕取毛茛或菊花叶片的下表皮制作临时水装片，置于显微镜下观察，可见副卫细胞数目不定，但大小基本相同，形状与其他表皮细胞基本相似。

4）不等式气孔

撕取曼陀罗叶或松蓝叶下表皮制作临时水装片，置于显微镜下观察，可见保卫细胞周围有 3～4 个副卫细胞，大小不同，其中一个副卫细胞明显比其他副卫细胞小。

5）环式气孔

撕取茶叶表皮制作临时水装片，置于显微镜下观察，可见气孔周围的副卫细胞数目不定，在气孔周围呈环状排列。

（三）分泌组织

1. 分泌细胞

取生姜根茎制作临时水装片，置于显微镜下观察，可见椭圆形细胞，其内充满黄色溶液，黄色溶液就是挥发油。

2. 分泌腔

取橘皮横切片，置于显微镜下观察，可见许多大小不相同的椭圆形腔室，即分泌腔，腔内存在一些残余的细胞壁。

3. 分泌道

取松茎横切片，置于显微镜下观察，可见由许多分泌细胞围拢形成的圆形的腔隙，即是分泌道，其内可见树脂，也称树脂道。

4. 乳汁管

制作蒲公英根纵向临时切片，置于显微镜下观察，可见颜色略深的分枝状乳汁管。

四、思考题

1. 腺毛和非腺毛有什么区别？
2. 气孔的作用是什么？

实验五　薄壁组织、机械组织及输导组织

一、实验目的

1. 掌握输导组织和机械组织的形态特征和类型。
2. 熟悉导管和管胞、纤维和石细胞的异同点。
3. 了解薄壁组织、机械组织及输导组织的主要分布位置。

二、实验仪器与材料

光学显微镜、镊子、刀片、盖玻片、载玻片、擦镜纸；蒸馏水、水合氯醛；薄荷茎、南瓜茎、肉桂粉末、甘草粉末、苦杏仁、松茎。

三、实验内容

（一）薄壁组织

取薄荷茎横切片，置于显微镜下观察，可见茎的中央和厚角组织两侧含许多类圆形的薄壁细胞，有明显的细胞间隙，这种细胞群即薄壁组织。

（二）机械组织

1. 厚角组织

取南瓜茎横切片，先在低倍镜下观察找到棱角处，再在高倍镜下观察，可见在茎的棱角处表皮层内侧的细胞，其细胞壁在角隅处加厚，这就是厚角组织。

2. 厚壁组织

1）纤维

取肉桂粉末少许，用水合氯醛装置，置于显微镜下观察，可见有些细胞呈长梭形，两端细尖，细胞壁厚，胞腔很小或看不清胞腔。这种细胞就是纤维。

取甘草粉末少许，用水合氯醛装置，置于显微镜下观察，可见许多晶鞘纤维。

2）石细胞

用镊子撕取苦杏仁种皮一小片，用水合氯醛装置，置于显微镜下观察，可见多数分散存在的黄色类圆形石细胞，其细胞壁增厚，纹孔清晰。

（三）输导组织

1. 导管及筛管

取南瓜茎纵切片，置于显微镜下观察，可见被番红染成红色的长管状细胞，这就是导管。注意仔细寻找南瓜茎的各种类型的导管。导管群经亮绿染成绿色的薄壁性纵行连接的管状组织就是筛管群。筛管旁可见直径较小、着色较深的细胞就是伴胞。两个筛管细胞相接处看到的横隔就是筛板。

2. 管胞

取松茎纵切片，置于显微镜下观察，可见许多两端斜尖的长管状细胞，这些细胞就是管胞。管胞壁上有许多具缘纹孔。

四、思考题

管胞与导管在形态结构上有何异同？

实验六 根的形态与构造

一、实验目的

1. 掌握根的形态特征和类型。掌握单子叶植物根和双子叶植物根的构造特征。
2. 熟悉单子叶植物根和双子叶植物根的构造异同点。
3. 了解双子叶植物根的异常构造。

二、实验仪器与材料

光学显微镜、放大镜、解剖镜、镊子、擦镜纸；桑寄生或菟丝子带寄主的标本、络石标本、吊兰标本、蒲公英、桔梗、益母草、葱、薏苡仁、麦冬、天冬、芍药、玉米等新鲜植物的根或标本；鸢尾、百部、毛茛、人参、何首乌、怀牛膝、黄芩根的永久横切片。

三、实验内容

（一）根的形态

1. 根系

1）直根系

观察蒲公英、桔梗、益母草的根系，注意区别主根、侧根和纤维根。

2）须根系

观察葱、薏苡仁、麦冬的根系，注意是否有主根？是否有不定根？与直根系的区别是什么？

2. 根的变态

1）寄生根

观察带有寄主的桑寄生或菟丝子标本，注意它们的根均伸入寄主的茎内。其中，桑寄生自身含有叶绿体，可制造部分养料，为半寄生植物。菟丝子不含叶绿体，不能制造养料，为全寄生植物。

2）块根

观察天冬或何首乌的根。

3）攀缘根

观察络石，注意由茎上产生可以攀附他物的不定根。

4）支持根

观察玉米，可见茎基部的节上长有许多不定根。

5）气生根

观察吊兰在空气中的不定根。

6）贮藏根

观察芍药的根，可见其直根膨大成不同的形状。

（二）根的构造

1. 双子叶植物根的初生构造

取毛茛幼根横切片，先在低倍镜下观察大致轮廓，再转换高倍镜，由外向内依次仔细观察，注意辨别下列各个构造。

1）表皮为根的最外层细胞，细胞排列整齐紧密，可见有根毛向外突起。

2）皮层位于表皮以内，维管柱以外，占毛茛幼根横切面的大部分，由多层薄壁细胞组成，可见发达的细胞间隙。可分为以下3层。

（1）外皮层：紧靠表皮，由1～2层细胞组成，细胞排列紧密整齐，无细胞间隙。

（2）中皮层：位于外皮层以内，由多层细胞组成，细胞间隙明显。

（3）内皮层：位于皮层最内层，由1层细胞组成，细胞排列整齐，细胞壁凯氏带加厚，可见被染成红色的凯氏点。

3）维管柱由中柱鞘（维管柱鞘）、初生木质部和初生韧皮部组成。

（1）中柱鞘：为维管柱最外层，由1层或几层薄壁细胞组成，细胞排列紧密。

（2）初生木质部：为4束，为四原型，呈星角状，被染成红色。分布在星角状的外部，导管直径小，为原生木质部；分布在里面，导管直径大，为后生木质部。因此木质部的发生为外始式。

（3）初生韧皮部：与初生木质部相间排列，为4束，被染成红色。在初生木质部与初生韧皮部之间有薄壁细胞。

2. 单子叶植物根的构造

取鸢尾根的横切片，先在低倍镜下观察大致轮廓，再转换高倍镜，由外向内依次仔细观察，注意辨别下列各个构造。

1）表皮为根的最外层细胞，细胞排列紧密。

2）皮层内皮层细胞的细胞壁多为五面加厚，呈特殊的马蹄形。对着木质部脊部的内皮层细胞仍四面加厚，称为通道细胞。

3）维管柱由中柱鞘、初生木质部、初生韧皮部、髓组成。

（1）中柱鞘：位于皮层内，由1～2层小型排列紧密的薄壁细胞组成。

（2）初生木质部：常常为10～14束，为外始式，被染成红色。

（3）初生韧皮部：位于初生木质部之间，被染成绿红色。

（4）髓：位于维管柱中央，鸢尾根髓细胞在后期可能变成木质化的细胞壁加厚的细胞。

参考上述方法，仔细观察百部根的横切片。

3. 双子叶植物根的次生构造

取人参根的横切片，先在低倍镜下观察，再转换高倍镜，由外向内依次仔细观察，注意观察各部的细胞特征。

1）周皮为最外侧的数层细胞，由木栓层、木栓形成层、栓内层组成。

（1）木栓层：由数层扁平长方形的木栓细胞组成，细胞排列整齐紧密，通常呈浅棕色。

（2）木栓形成层：由1～2层薄壁细胞组成。

（3）栓内层：栓内层窄。

2）次生维管组织为形成层活动产生的组织。

（1）次生韧皮部：由薄壁细胞、筛管2类细胞组成，韧皮部外侧常有裂隙，内侧细胞较小、排列紧密，散有树脂道，内含黄色分泌物。可见草酸钙结晶。

（2）维管形成层：形成层环明显。

（3）次生木质部：木质部束狭窄，导管多成单列，径向稀疏排列，射线宽广，木射线中可见草酸钙结晶。

4. 双子叶植物根的异常构造

1）怀牛膝根横切片

观察怀牛膝根，横断面平坦，淡黄色，木质部黄白色，可见排成 2～4 轮的异型维管束。取怀牛膝根的横切片，置于显微镜下观察，可见最外层为木栓层，由 4～8 层扁平的木栓化细胞组成，木栓层之内为数层薄壁细胞。维管组织占根的大部分，分布有 2～4 轮异型维管束，其中最外轮的异型维管束较小，内轮的异型维管束较大，均为外韧型。根的中央为正常维管束，木质部常为二原型。

2）何首乌块根横切片

观察何首乌块根，横断面呈淡红棕色或淡黄棕色，皮部有 4～11 个异形维管束环列，形成"云锦花纹"。取何首乌块根的横切片，置于显微镜下观察，由外向内分辨出周皮、薄壁组织细胞、异型维管束和中央正常维管束。形成层呈环状，异型维管束大多为复合型，少数为单个维管束。何首乌根的中央为外韧型维管束，中心部分为初生木质部。

3）黄芩老根横切片

取黄芩老根横切片，置于显微镜下观察，可见木质部中有木栓化细胞环。

四、思考题

1. 双子叶植物根的初生构造与单子叶植物根的构造有何区别？
2. 怀牛膝和黄芩根的异常构造是如何形成的？

实验七　茎的形态与构造

一、实验目的

1. 掌握双子叶植物茎的初生和次生构造。掌握单子叶植物茎的构造特点。
2. 熟悉双子叶植物茎的异常构造。熟悉茎的形态特征和类型。
3. 了解常见药材变态茎的形态特征和类型。

二、实验仪器与材料

光学显微镜、镊子、擦镜纸；银杏、核桃、仙人掌、山楂、葡萄、丝瓜、姜、玉竹、马铃薯、天麻、慈姑、荸荠、川贝母、洋葱等新鲜植物的茎或标本；向日葵幼茎横切片、石斛茎横切片、椴树茎横切片、大黄根茎横切片。

三、实验内容

（一）茎的形态与变态

1. 茎的形态特征

观察3年生的银杏、核桃等植物的枝条的形态特征。注意观察茎与根外部形态的差异。

2. 茎的变态

1）地上变态茎

（1）叶状茎：观察仙人掌等植物的叶状茎。

（2）枝刺：观察山楂等植物的枝刺。

（3）茎卷须：观察葡萄、丝瓜等植物的茎卷须。

2）地下变态茎

（1）根状茎：观察姜、玉竹等植物的根状茎，注意观察鳞片状退化的叶、节和节间、顶芽及侧芽。

（2）块茎：观察马铃薯、天麻等植物的块茎，注意观察顶芽及节上的芽眼。

（3）球茎：观察慈姑、荸荠等植物的球茎。

（4）鳞茎：观察川贝母、洋葱等植物的鳞茎。注意鳞叶及鳞茎盘。

（二）茎的构造

1. 双子叶植物茎的初生构造

取向日葵幼茎横切片，置于显微镜下观察，由外向内依次仔细观察，注意辨别下列各个构造。

1）表皮

表皮位于最外层的一层扁平细胞，细胞排列整齐紧密，有时可见气孔，外壁常角质化，常见各种毛茸。

2）皮层

皮层由多层薄壁细胞组成，有细胞间隙。靠近表皮的细胞小，细胞在角隅处加厚，形成厚角组织，细胞内可见被染成绿色的类圆形叶绿体。其内为数层薄壁细胞，其中有小型分泌腔。

3）维管柱

维管柱皮层以内的部分，所占面积宽广，包括维管束、髓射线和髓。

（1）维管束由数个无限外韧型维管束构成，这些维管束的大小不等，排成一轮。

每个维管束由初生韧皮部、束中形成层和初生木质部组成。

①初生韧皮部位于维管束外方，横切面细胞呈多角形，细胞壁明显加厚，然而并未木质化，因此被染成绿色。在初生韧皮纤维内方是筛管、伴胞及韧皮薄壁细胞。

②初生木质部位于维管束内方，包括原生木质部和后生木质部。导管横切面呈多角形或类圆形。原生木质部靠近茎中心，导管直径小，染色深；后生木质部靠近形成层，导管直径大，染色浅。

（2）髓射线与髓：髓射线由薄壁细胞组成，外连皮层，内接髓部，具有贮藏和横向运输的功能。髓位于茎的中央，也是维管柱中心的薄壁细胞群，排列疏松，通常具有储存的功能。

2. 单子叶植物茎的构造

取石斛茎横切片，置于显微镜下观察，由外向内依次仔细观察，注意辨别下列各个构造。

1）表皮为茎的最外侧的一层细胞，无细胞间隙，细胞排列紧密，具有角质层。

2）基本组织位于表皮层以内，由许多大型的薄壁细胞组成。

3）维管束分散在基本组织中，每个维管束的周围有排列紧密的纤维组成的维管束鞘。其内有木质部和韧皮部。

3. 双子叶植物木质茎的次生构造

取3～4年生的椴树茎横切片，置于显微镜下观察，由外向内依次仔细观察，注意辨别下列各个构造。

1）周皮由木栓、木栓形成层和栓内层组成。

2）皮层由多层薄壁细胞组成，皮层较窄。有时可见细胞内含有草酸钙簇晶。

3）韧皮部初生韧皮部已被破坏。次生韧皮部细胞排列成梯形（底部靠近形成层）。切片中明显可见被染成红色的韧皮纤维与被染成绿色的韧皮薄壁细胞、筛管和伴胞呈横条状相间排列。

4）形成层为数层分生组织，位于韧皮部和木质部之间。呈环状，由4～5层排列整齐的扁长细胞组成。

5）木质部位于形成层内方，在横切面上占最大体积。次生木质部内，可见数轮同心轮层（年轮），注意观察早材和晚材的构造区别。初生木质部为紧靠髓部周围的一群小型导管。

6）髓射线与髓：髓射线由髓部细胞向外辐射状发出，直达皮层经木质部时为1～2列细胞，至韧皮部时扩大为喇叭状。髓位于茎的中央，由薄壁细胞组成。有的含单晶、草酸钙簇晶、黏液或单宁，因此部分细胞染色较深。

4. 茎的异常构造

取大黄根茎的横切片，置于显微镜下观察，在低倍镜下可见木质部和宽广的髓部，髓部有呈星点状的异型维管束。再转换为高倍镜仔细观察，可见呈环状排列的形成层，内方为韧皮部，外方为木质部，射线呈星状射出。

四、思考题

1. 如何区分根与地下变态茎?
2. 除实验中提及的植物外,请列举至少 5 个其他变态茎的植物。
3. 双子叶植物茎的初生构造与单子叶植物茎的构造有何区别?

实验八　叶的形态与构造

一、实验目的

1. 掌握双子叶植物叶的构造特点。掌握叶的组成、形态特征及类型。
2. 了解禾本科植物叶的构造特点。

二、实验仪器与材料

光学显微镜、擦镜纸;扶桑叶、桃叶、月季、槐树的叶、蒲公英的苞叶、仙人掌的托叶刺和叶刺、菝葜的卷须、洋葱的鳞叶、薄荷叶和淡竹叶的横切片。

三、实验内容

(一)叶的形态和变态

1. 叶的组成
观察扶桑叶或桃叶的形态,分辨叶片、叶柄和托叶,注意其叶端、叶基、叶缘的形态和脉序的类型。

2. 单叶和复叶
观察月季或槐树的羽状复叶,与扶桑叶或桃叶比较。注意单叶的叶柄和复叶的总叶柄均有腋芽,而复叶的小叶柄没有腋芽。

3. 叶的变态
1)苞叶
观察蒲公英,找出变态叶。

2）叶刺

观察仙人掌，注意辨别托叶刺和叶刺。

3）叶卷须

观察菝葜，找出变态叶。

4）鳞叶

观察洋葱，找出变态叶。

（二）叶的内部构造

1. 双子叶植物叶的构造

取薄荷叶横切片，置于显微镜下观察，先在低倍镜下观察叶的大致构造，注意分辨表皮、叶肉、主脉各部分的位置，再转换成高倍镜自外而内仔细观察，注意辨别下列各个构造。

1）表皮

上表皮细胞长方形，下表皮细胞较小，均平扁，外被角质层，有气孔，表皮有腺鳞、腺毛和非腺毛。

2）叶肉

栅栏组织为 1 列薄壁细胞，海绵组织由 4 ～ 5 层不规则的、排列疏松的薄壁细胞组成。

3）主脉

维管束为外韧型，木质部靠近上表皮，导管常 2 ～ 6 个纵列成数行。韧皮部位于木质部下方较窄，细胞小，细胞呈多角形，形成层明显。主脉上下表皮内侧有若干列厚角细胞。

2. 单子叶植物（禾本科）叶的构造

取淡竹叶横切片，置于显微镜下自外而内仔细观察，注意辨别下列各个构造。

1）表皮

分为上表皮和下表皮。上表皮可见大型泡状细胞，呈扇形。下表皮细胞较小，呈椭圆形，排列整齐，切向延长，气孔较多。上下表皮均有角质层、气孔及非腺毛。

2）叶肉

分化为栅栏组织和海绵组织。栅栏组织为 1 列短圆柱形的细胞，其内有叶绿体，并通过主脉。海绵组织由 1 ～ 3 列排列较为疏松的不规则圆形细胞组成。

3）主脉

中脉为较大型外韧型维管束，无形成层。维管束上下表皮内侧可见成群的厚壁细胞。

四、思考题

变态叶的类型有哪些？除实验中提及的植物外，请列举至少 3 个其他有变态叶的植物。

实验九　花的形态及类型

一、实验目的

1. 掌握花的组成及解剖方法。
2. 识别花序的类型。

二、实验仪器与材料

解剖针、镊子、培养皿、刀片；新鲜的油菜花、薰衣草、蒲公英、柳、薄荷、无花果、半夏、凤尾兰、海棠花、葱、石竹、小麦、当归、石南。

三、实验内容

（一）花的组成

花由花梗、花托、花萼、花冠、雄蕊群和雌蕊群等组成。取新鲜的油菜花，用解剖针和镊子由外向内、由下向上逐层剥离，按顺序将各部分平放在培养皿内观察。解剖时应注意边解剖边记录。

1. 花梗

花梗的长短。

2. 花托

花托的形态。

3. 花萼

花萼的数量、离合情况等。

4. 花冠

花冠的数量、排列方式、离合情况等。

5. 雄蕊群

雄蕊群的数量、排列方式、类型。

6. 雌蕊群

雌蕊群的数量、子房位置等。

（二）花序的类型

1. 总状花序

观察油菜花的花序。

2. 穗状花序

观察薰衣草的花序。

3. 头状花序

观察蒲公英的花序。

4. 隐头花序

观察无花果的花序。

5. 肉穗花序

观察半夏的花序。

6. 柔荑花序

观察柳的花序。

7. 圆锥花序

观察凤尾兰的花序。

8. 伞房花序观

察海棠花的花序。

9. 伞形花序

观察葱的花序。

10. 聚伞花序

观察石竹、薄荷的花序

11. 复穗状花序

观察小麦的花序。

12. 复伞形花序

观察当归的花序。

13. 复伞房花序

观察石南的花序。

四、思考题

1. 花由哪几部分组成？各自的特征。
2. 花序的类型有哪些？列表归类各种花序的类型（至少 2 种代表植物）。

实验十　果实和种子的形态及类型

一、实验目的

1. 掌握果实的形态特征及类型。
2. 熟悉种子的形态特征及类型。

二、实验仪器与材料

显微镜、镊子、刀片、解剖针、擦镜纸；番茄、桃、梨、橙、南瓜、豌豆、萝卜、向日葵、板栗、水稻、草莓、五味子、悬钩子、牡丹、莲、凤梨、桑葚、无花果的新鲜果实或果实标本；蓖麻、蚕豆的种子。

三、实验内容

（一）果实的形态及类型

1. 单果

由一朵花中的一个子房或一个心皮所形成的单个果实。

观察番茄、桃、梨、橙、南瓜的果实。辨别其果实的质地、子房的室数、胎座和雌蕊心皮数等特点。

观察豌豆、萝卜、向日葵、板栗、水稻的果实，注意观察其果皮是否开裂、开裂方式、胎座和雌蕊心皮数等特点。

2. 聚合果

由一朵花中多数离生雌蕊发育而成的果实，每一个雌蕊都形成一个独立的小果，集生在膨大的花托上。

观察草莓、五味子、悬钩子、牡丹、莲的果实，辨别其属于何种聚合果类型，注意观察其离生雌蕊的数目、子房室数等特点。

3. 聚花果

聚花果亦称复果。由一整个花序形成的复合果实，称为聚花果。

观察凤梨、桑葚、无花果的果实。区分其是真果还是假果。

（二）种子的形态及类型

种子分为有胚乳种子和无胚乳种子。取一枚蓖麻种子或蚕豆种子仔细观察其外部形态，注意观察种阜、种脊、种脐、种孔、合点等部位的位置和结构特点。再用镊子轻轻去除其种皮，用刀片纵切种子，观察两者的胚轴、胚芽、胚根和子叶的位置和结构特点。

四、思考题

1. 列表归类所观察植物果实的形态特征及类型。

2. 有胚乳种子和无胚乳种子应如何鉴别？

第二章　中药炮制学实验

　　中药炮制是传承中药经典理论，联系实际临床应用的重要环节，通过炒、蒸、煮、燀、炙等炮制技术达到改变药性、降低毒性、增强药效等作用，是中药临床发挥药效的重要保障。中药炮制学实验课程是中药炮制学教学过程中的重要组成部分。根据中药炮制学实验的要求，实验内容包括掌握中药炮制的基本方法和基本技能，熟悉传统中药炮制的工艺技术和操作方法，加深对中药炮制理论的理解，更好地掌握中药炮制学这门专业知识。为探讨中药炮制机理，促进中药炮制工艺规范化、中药饮片质量标准化奠定一定的技能基础。本实验部分结合实验室管理条例，选择有代表性的 8 个实验，根据不同药物特性，选择具有代表性的炮制方法，主要包括净制、切制、清炒法、加固体辅料炒法、炙法、煅法、蒸法、煮法、燀法、复制法、煨法、水飞法，传承中药炮制经典工艺，训练中药学相关专业学生中药炮制实践操作能力，培养学生实验设计能力。

实验一　净制、切制

一、实验目的

1. 掌握药材的净制方法、基本要求，以及软化方法、程度及条件。
2. 掌握手工切制、机器切制及饮片干燥的方法。
3. 熟悉常见的饮片类型及规格。
4. 了解净制和切制的目的。

二、实验原理

1. 中药材来源于天然动、植物的不同部位，同时中药材在采集、贮存和运输过程中，常夹带有杂质。净制与切制为去除夹带的杂质和非药用部位的有效手段，也是影响中药"片型"（即片、段、丝、块等类型）的直接因素，具有提高有效成分相对含量，保证用药准确的作用。

2. 传统常将干燥的药材切片，但干燥后细胞皱缩，不便切制，需要软化。而动、植物药材几乎都含有蛋白质、淀粉、纤维素等亲水性物质，是药材能够被水软化的必要条件。将药材用水清洗浸润，表面先湿润、吸水，从而在药材表面与中心之间形成温度差，水分逐渐向中心部位渗透直至药材被软化，利于切制。由于在软化过程中一些水溶性成分易损失，2020 年版《中华人民共和国药典》（简称《中国药典》）纳入"70 种中药产地鲜切品种"，在净制后可直接入药，便于炮制、运输和贮存。

3. 2020 年版《中国药典》附录 0213 通则规定：切制品有片、段、块、丝等。其规格厚度通常为：①片。极薄片 0.5 mm 以下，薄片 1～2 mm，厚片 2～4 mm。②段。短段 5～10 mm，长段 10～15 mm。③块。8～12 mm 的方块。④丝。细丝 2～3 mm，宽丝 5～10 mm。其他不宜切制者，一般应捣碎或碾碎使用。

三、实验仪器与材料

不锈钢蒸锅、搪瓷盘、切药刀、刷子、旋转式切药机、真空置换润药机、电热恒温干燥箱、电磁炉等；陈皮、白芍、枇杷叶、黄芩、金樱子。

四、实验内容

（一）净制

1）称取陈皮 100 g，挑选，去除发霉变质品，抢水洗。
2）称取白芍 100 g，除去杂质，大小分开，洗净。
3）称取枇杷叶 100 g，用毛刷去除绒毛，快速淘洗。
4）称取黄芩 100 g，除去茎残基。
5）称取金樱子 100 g，除去杂质，洗净略浸，润透，纵切两瓣，除去毛、核。

（二）软化

1. 冷浸软化
1）陈皮
将洗净陈皮铺在搪瓷盘内，湿纱布覆盖，不时喷洒适量清水，闷润至湿度均匀、内外一致。
2）白芍
分别将净白芍用清水浸湿，置搪瓷盘中排放整齐，以湿布覆盖，不时喷洒适量清水。润至弯曲法检查合格。

3）枇杷叶

将净枇杷叶抢水洗，稍润。

2. 加热软化

黄芩：取净黄芩分开大小条，置蒸制容器内隔水加热，蒸至"圆气"后半小时，待质地软化，内外一致，取出趁热切片。

（三）切制

1. 手工切制

1）切药刀切制

先将切药刀固定，将药材放置在刀床上，根据切制饮片厚度，选择软硬不同的木制压板，左手掌握压板，压紧药材，右手持刀，两手配合进行切制。

2）片刀切制

一手拿软化好的药物，一手拿切刀，两手配合，切片。

2. 机器切制

首先检查机器各部件，然后测试，再根据各药适宜的片型、厚度，调节和固定刀口的位置，即可切片。

3. 规格要求

1）陈皮切为 2～3 mm 的细丝。

2）白芍切为 1～2 mm 的薄片。

3）枇杷叶切为 5～10 mm 的宽丝。

4）黄芩切为 2～4 mm 的斜片。

（四）干燥

1. 自然干燥

将切制后的饮片置搪瓷盘或其他容器内阴干、风干或晒干。干燥过程中定时翻动，以达到充分干燥。

2. 干燥箱干燥

将饮片置于钢网筛或适宜的容器内，放入烘箱，根据药材饮片性质，分别控制适宜温度和时间，并定时翻动至全部干燥，取出放凉。

五、注意事项

1. 浸润软化

浸润软化时水分要适当，少泡多润，药透水尽。软化"太过"或"不及"均影响饮片质量或增加切制难度。

2. 药材软化程度检查方法

1）弯曲法

将软化后的药材握于手中，大拇指向外推，其余四指向内缩，以药材略弯曲，不易折断为合格。适用于长条状药材，如白芍等。

2）指掐法

以手指甲能掐入软化后的药材表面为宜，适用于团块状药材，如白术等。

3）穿刺法

以铁杆能刺穿软化后的药材而无硬心感为宜，适用于粗大块状药材，如大黄等。

4）手捏法

以手捏软化后药材的粗端，感觉其较柔软为宜，适用于不规则的根与根茎类药材，如当归等。

药材软化至以手握无响声及无坚硬感即可，适用于一些块根、果实、菌类药材，如延胡索等。

3. 机器切制

机器切制要注意随时检查机器，按规章操作，杜绝事故。手工切制要注意掌握压板向前移动速度，持刀要从旁边持握，放刀要平稳。

4. 干燥

含挥发油的饮片干燥时，如陈皮，温度一般不超过60℃。

六、思考题

1. 药材为什么要切制成饮片？

2. 药材浸泡适当与否对药材质量和切制有何影响？

3. 饮片软化、干燥时为什么要控制适宜温度？

实验二　清炒法

一、实验目的

1. 掌握炒黄、炒焦、炒炭的基本操作和一般质量要求。

2. 熟悉炒黄、炒焦、炒炭三种方法的不同火候。

3. 了解清炒法的目的和意义。

二、实验原理

清炒法包括炒黄、炒焦、炒炭。

1.炒黄

炒黄的药物大部分为种子类药物，种皮坚实，难以粉碎，有效成分不易煎出。炒黄使得种皮爆裂，组织疏松，便于粉碎，利于有效成分的煎出和进一步调剂等，炮制上有"逢子必炒"的经验。

2.炒焦

炒焦的药物可以缓和药性，增加健脾和中的功效，炮制上有"焦香醒脾"的理论。

3.炒炭

炒炭的药物可以产生或增强止血作用，炮制上有"血见黑则止"的学说。炒炭后的药材能通过改变血液流变学、血流动力学等指标，影响活血与止血活性。

药物炒制后能更好地适应临床需要，提高治疗的针对性和用药的安全性。

三、实验仪器与材料

电磁炉、铁锅、铁铲、瓷盆、非接触红外测温仪、温度计、天平、竹匾等；王不留行、牵牛子、莱菔子、酸枣仁、薏苡仁、麦芽、山楂、槟榔、栀子、蒲黄、槐米、荆芥、地榆。

四、实验内容

（一）炒黄

将净制或切制后的药物，置炒制容器内，用文火或中火加热，不断翻动至药物表面呈黄色或颜色加深，或发泡鼓起，或爆裂，并透出药物固有的气味，取出，放凉。

1.炒王不留行

取净王不留行 100 g，置炒制容器内，用中火加热，炒至大部分爆白花，取出，放凉。

成品性状：炒后种皮爆裂，80% 以上爆裂成白花，体轻质脆。

2.炒牵牛子

取净牵牛子 100 g，置炒制容器内，用文火加热，炒至有爆裂声，鼓起，颜色加深，并透出香气，取出，放凉。

成品性状：表面黑褐色或黄棕色，稍鼓起，微具香气。

3. 炒酸枣仁

取净酸枣仁 100 g，置预热适度的锅内，文火加热，不断翻炒至微鼓起，有爆裂声，颜色微加深，香气逸出时，迅速出锅，放凉。

成品性状：呈紫红色，微鼓起，有裂纹，无焦斑，手捻种皮易脱落，有香气。

4. 炒薏苡仁

取净薏苡仁 100 g，置炒制容器内，用文火加热，炒至表面淡黄色，略鼓起，取出，放凉。

成品性状：表面微黄色，鼓起，有香气。

5. 炒莱菔子

取净莱菔子 100 g，置炒制容器内，用文火加热，炒至鼓起，色泽加深，有爆裂声，并有香气逸出时，取出，放凉。

成品性状：炒后稍鼓起，色泽加深，质酥脆，有特异香气。

（二）炒焦

将净制或切制后的药物，置炒制容器内，用中火或武火加热，炒至药物表面呈焦黄或焦褐色，内部颜色加深，并具有焦香气味，取出，放凉。

1. 焦山楂

取净山楂 100 g，置炒制容器内，用中火加热，炒至外表焦褐色，内部焦黄色，取出，放凉。

成品性状：表面呈焦褐色，具焦斑，内部焦黄色，具焦香气，酸味减弱。

2. 焦栀子

取净栀子 100 g，捣碎，置炒制容器内，用中火加热，炒至焦黄色，取出，放凉。

成品性状：不规则的碎块，表面焦褐色或焦黑色。果皮内表面棕色，种子表面为黄棕色或棕褐色。气微，味微酸而苦。

3. 焦槟榔

取槟榔片 100 g，置炒制容器内，用中火加热，炒至焦黄色，取出，放凉。

成品性状：大部分为完整片状，表面焦黄色，具焦斑，有香气。

4. 焦麦芽

取净麦芽 100 g，置炒制容器内，用中火加热，炒至有爆裂声，表面焦黄色鼓起，并有焦香气时，取出，放凉。

成品性状：呈焦褐色，膨胀。有焦香味，少部分爆花。

（三）炒炭

1. 蒲黄炭

取净蒲黄 100 g，搓碎结块，置预热适度的锅内，中火加热，不断翻炒至表面棕褐色，若有火星，喷淋少许清水，炒干，迅速出锅，放凉。

成品性状：呈均匀棕褐色，质轻，味涩，存性。

2. 槐米炭

取净槐米 100 g，置预热适度的锅内，中火加热，不断翻炒至表面焦褐色，发现火星可喷淋适量清水熄灭，炒干，出锅，放凉。

成品性状：表面焦褐色，保留原药外形，存性。

3. 荆芥炭

取净荆芥段 100 g，置预热适度的锅内，中火加热，不断翻炒至表面焦褐色，喷淋适量清水，灭尽火星，炒干，出锅，摊晾，放凉。

成品性状：呈均匀焦褐色，存性，香气减弱。

4. 地榆炭

取净地榆片 100 g，大小分档，置预热适度的锅内，武火加热，不断翻炒至表面呈焦黑色，内部棕褐色时，喷淋适量清水，灭尽火星，炒干，出锅，摊晾，放凉。

成品性状：形如地榆片，表面焦黑色，内部棕褐色。

五、注意事项

1. 种子类药材在炒制前要进行净选去杂，大小分档，干燥。

2. 炒制过程中要控制好锅的预热温度、炒制火力和时间，并观察饮片色泽、形态、气味、质地的变化，达到规定程度时及时出锅，摊晾。

3. 炒制过程中应翻炒均匀，避免生熟不匀的现象，炒焦和炒炭过程中出现火星应及时喷洒适量清水，灭尽火星，以免燃烧灰化。出锅后一定要凉透，检查无复燃后再入库。

六、思考题

1. 炒黄、炒焦、炒炭对药性各有什么影响？

2. 什么是火候？在炒制操作中应如何把握？

3. 为什么炒炭及炒焦的药物要放置一定时间才可入库贮藏？

实验三　加固体辅料炒法

一、实验目的

1. 掌握麸炒、米炒、土炒、砂炒、蛤粉炒、滑石粉炒的基本操作方法。
2. 掌握麸炒、米炒、土炒、砂炒、蛤粉炒、滑石粉炒的火候控制及质量标准。
3. 掌握加固体辅料炒法的注意事项。
4. 了解加固体辅料炒法的目的和意义。

二、实验原理

1. 固体辅料具有中间传热体的作用，能使药物受热均匀，炒后的饮片色泽一致，外观质量好，质地酥脆，易于粉碎，有效成分易于煎出，利于调剂和制剂。

2. 麸炒：药物与麦麸拌炒，受热后，麦麸中水分会蒸发，形成干燥环境，使药物受热均匀，从而改变药物药性和功能。一方面使有效成分易于溶出，提高效率；另一方面使有毒物质，如毒蛋白、酶等变性，降低毒性。

3. 米与药物同炒，一方面米能吸附某些昆虫类药物的毒性成分；另一方面，加热也能使毒性成分破坏，降低药物的毒性。

4. 土炒：药物与适量的灶心土（伏龙肝）共同翻炒，使药物表面附着一层土，增强药物的补脾和止泻作用，同时减弱药物的滋腻性，使其更容易消化吸收。

5. 砂及滑石粉等固体辅料由于质地坚硬，传热较快，与药材接触面积较大，可使其受热均匀。砂炒及滑石粉炒因火力较强，温度较高，故适用于炒制质地坚硬或韧性较大的动物类药物。此外，砂炒及滑石粉炒可使某些药物的毒性成分结构被改变或破坏，从而降低其毒性。

6. 蛤粉炒由于火力较弱，而且蛤粉颗粒细小，传热作用较慢，使药物缓慢均匀受热，因此适用于炒制胶类药物。

三、实验仪器与材料

电炒锅、炒药铲、大中小号搪瓷盘（具盖）、天平、筛子、温度计、烧杯等；苍术、枳壳、枳实、党参、斑蝥、山药、白术、鸡内金、马钱子、阿胶、水蛭饮片；麦麸、米、土、砂、蛤粉、滑石粉。

四、实验内容

（一）麸炒

用中火或武火先将锅预热，再将麦麸均匀撒入热锅中，至起烟时投入药物，不断翻动并适当控制火力，炒至药物表面呈黄色或深黄色时取出，筛去麦麸，放凉。

麦麸的用量一般为：每 100 kg 药物，用麦麸 10～15 kg。

1. 麸炒苍术

将 10 g 麦麸撒入热锅内，中火加热至冒烟时投入 100 g 苍术片，不断翻炒至苍术表面深黄色时，取出，筛去麦麸，放凉。

成品性状：表面呈深黄色，有香气。

2. 麸炒枳壳

将 10 g 麦麸撒入热锅内，中火加热至冒烟时投入 100 g 枳壳片，不断翻动，炒至枳壳表面淡黄色时，取出，筛去麦麸，放凉。

成品性状：表面呈深黄色，内部淡黄色，具香气。

3. 麸炒枳实

将 10 g 麦麸撒入热锅内，中火加热至冒烟时投入 100 g 枳实片，快速翻炒至枳实表面淡黄色时，取出，筛去麦麸，放凉。

成品性状：有焦斑，质脆易折断，气焦香。

（二）米炒

将锅预热，加入定量的米，用中火炒至冒烟时投入药物，拌炒至一定程度，取出，筛去米，放凉。

米的用量一般为：每 100 kg 药物，用米 20 kg。

1. 米炒党参

将 20 g 米置热锅内，用中火加热炒至冒烟时投入 100 g 党参片，拌炒至党参表面深黄色时，取出，筛去米，放凉。

成品性状：表面呈黄色，微有褐色斑点，具香气。

2. 米炒斑蝥

将 20 g 米置热锅内，用中火加热炒至冒烟，投入 100 g 净斑蝥拌炒，至米呈黄棕色，取出，筛去米，放凉。

成品性状：微挂火色，臭气轻微。

（三）土炒

将灶心土碾成细粉（或伏龙肝），放入锅内，用中火加热炒至灵活状态（即流动滑利状态）时投入药物，翻炒至药物表面挂土粉，并透出香气时，取出，筛去土粉，放凉。

土的用量一般为：每 100 kg 药物，用灶心土 25 ～ 30 kg。

1. 土炒山药

将 30 g 土粉置锅内，用中火加热炒至灵活状态，投入 100 g 山药片拌炒，至山药表面均匀挂土粉时，取出，筛去土粉，放凉。

成品性状：表面轻挂薄土，呈土黄色，无黑斑和焦苦味，具土香气。

2. 土炒白术

将 25 g 土粉置锅内，用中火加热炒至土呈灵活状态，投入 100 g 白术片拌炒，至白术表面均匀挂上土粉时，取出，筛去土粉，放凉。

成品性状：表面呈黄土色，附有细土末，有土香气。

（四）砂炒

取净砂置锅内，用武火加热至灵活状态、容易翻动时，投入药物，拌炒至质地酥脆或鼓起，外表呈黄色或较原色加深时取出，筛去砂，放凉。

砂的用量以能掩盖所加药物为度。

1. 砂炒鸡内金

将适量净砂置热锅内，武火加热，至灵活状态时，投入 100 g 净鸡内金，不断翻炒至鼓起、卷曲、酥脆、呈深黄色时，立即取出，筛去砂，放凉。

成品性状：膨胀鼓起，表面金黄色，质脆，具焦香气。

2. 砂炒马钱子

将适量净砂置热锅内，武火加热，至灵活状态容易翻动时，投入 100 g 马钱子，不断翻炒，至外表呈棕褐色或深褐色，两面鼓起，质松脆，敲碎可见内部鼓起小泡时，取出，筛去砂，放凉。

成品性状：表面呈深褐色或棕褐色，两面鼓起，击之易碎，内面具鼓起小泡，具苦香味。

（五）蛤粉炒

将研细过筛后的蛤粉置热锅内，用中火加热至蛤粉呈灵活状态时投入药物，拌炒至膨胀鼓起，内部疏松时取出，筛去蛤粉，放凉。

蛤粉的用量一般为：每 100 kg 药物，用蛤粉 30 ～ 50 kg。

蛤粉炒阿胶：将 40 g 蛤粉置热锅内，中火加热炒至灵活状态时投入 100 g 阿胶丁，不断翻炒至阿胶鼓起呈圆球形、内无溏心时取出，筛去蛤粉，放凉。

成品性状：呈类圆球形，表面灰白色至灰褐色，内无溏心，质轻而脆，中空，略呈海绵状。

（六）滑石粉炒

将滑石粉置热锅内，用中火加热至滑利时投入药物，拌炒至药物质地酥脆、鼓起或颜色加深时取出，筛去滑石粉，放凉。

滑石粉的用量一般为：每 100 kg 药物，用滑石粉 40 ～ 50 kg。

滑石粉炒水蛭：取 40 g 滑石粉置热锅内，中火加热炒至灵活状态，投入 100 g 水蛭段，不断翻炒至微鼓起、呈黄棕色时，取出，筛去滑石粉，放凉。

成品性状：呈淡黄色或黄棕色，微鼓起，质地酥脆、易碎，有腥气。

五、注意事项

1. 一般注意事项

药物应经过净选加工、干燥处理，并且大小分档。

2. 麸炒

应待麦麸入热锅后烟起入药，可先取少量麦麸投入锅内预试，以"麸下烟起"为度。如火力太小或锅不够热，达不到麸炒要求，成品难以挂色均匀。

3. 土炒、砂炒、蛤粉炒、滑石粉炒

应先将辅料加热至灵活状态再投入药物拌炒。

4. 米炒

加热温度不宜过高，否则会使药材烫焦，影响质量。米炒昆虫类药物时，由于昆虫色泽较深不易观察，一般以米的色泽观察火候，炒至米变焦黄色或焦褐色为度。

5. 土炒

应控制加热温度。温度过低，药物挂不上土，颜色也不易改变；温度过高，易使药物焦化。

6. 砂炒

一般都用武火，温度较高，操作时翻动要勤，且不断用砂掩埋药物，成品出锅要快，并要立即将砂筛去。有需用醋浸淬的药物，砂炒后应趁热浸淬、干燥。马钱子炮制温度和时间应严格掌握。一般认为砂温 240 ～ 250℃为宜。

7. 鸡内金炮制

砂温控制很重要，温度太高，鸡内金立即卷曲融化沾砂；温度太低，鸡内金不易发泡酥脆。一般炒制时，可先投入一小片鸡内金埋入炒热的砂中观察，待见掩埋处砂动，鸡内金发泡鼓起时，立即投入鸡内金翻炒。翻炒动作要迅速，翻炒至需要的程度时，应迅速出锅，筛去砂。

8. 蛤粉炒

胶类药物入锅后翻炒速度要快而均匀，否则会互相粘连，造成药物不圆整而影响外观。炒制时火力应适当，温度太高药物易黏结、焦煳，温度太低则易"烫僵"，药物不

圆、鼓起不充分、内有溏心。

9. 滑石粉炒

应适当调节火力，防止药物生熟不均或焦化。

10. 炒制毒性药物

应注意采取安全防护措施，防止中毒。炮制后的米要妥善处理，以免伤害人畜，发生意外事故。炒过毒剧药物的辅料，不能再用于炒制其他药物，也不可乱倒，应妥善处理或保管。

11. 炒制毒剧药品

马钱子、斑蝥属毒剧药品，应严格按照《医疗用毒性药品管理办法》妥善保管。

六、思考题

1. 饮片炮制时加入固体辅料的目的是什么？

2. 加辅料炒时一般是先炒辅料至适当的温度，温度过高或过低对药物有何影响，请举例说明？

3. 斑蝥怎样炮制？操作时应注意什么问题？生斑蝥为什么有毒不能内服？炮制能降低毒性的原理是什么？

4. 砂炒马钱子炮制方法中关键控制点是什么？

实验四 炙 法

一、实验目的

1. 掌握不同炙法的操作关键、成品质量、辅料种类和炮制用量。

2. 了解不同炙法的目的和作用。

二、实验原理

（一）炙法

指净选或切制后的药物，加入一定量的液体辅料拌炒，使辅料逐渐渗入药物组织内部的炮制方法。液体辅料如酒、醋、蜜、盐水、羊脂油等与药物一起拌炒，使辅料被逐渐渗透吸入药物中，药物在性味、功效、作用趋向、归经和理化性质方面可能发生某些变化，从而起到降低毒性、抑制偏性、增强疗效、矫臭矫味、方便制备、有效成分易于溶出等作用，有利于药物疗效的发挥。

（二）药汁

炙法为中药特色炮制技术之一，使用药汁进行炮制的炙法技术讲究药辅合一、协同增效、制约纠偏，极大地丰富临床辨证用药。特色药汁有黄连水、姜汁、甘草汁等。如黄连水炙吴茱萸、姜汁炙厚朴等。

三、实验仪器与材料

电磁炉、锅铲、铁锅、搪瓷盘、量筒、台秤、纱布等；当归、黄芩、黄连、白芍、乳香、香附、柴胡、延胡索、杜仲、黄柏、知母、车前子、甘草、百合、黄芪、厚朴、竹茹、淫羊藿饮片；黄酒、米醋、炼蜜、食盐、生姜、羊脂油等。

四、实验内容

（一）酒炙

将净制或切制后的药物与一定量的酒拌匀，稍闷润，待酒被吸尽，置炒制容器内，用文火炒至规定程度，取出，晾凉。

每 100 kg 药物，用黄酒 10 ～ 20 kg。

1. 酒炙当归

取 100 g 净当归片，用 10 g 黄酒拌匀，稍闷润，待酒被吸尽后，置预热适度的炒制容器内，用文火加热，炒至深黄色，取出晾凉。筛去碎屑。

成品性状：呈深黄色，略具焦斑，有酒香气。

2. 酒炙黄芩

取 100 g 净黄芩片，用 10 g 黄酒拌匀，稍闷润，待酒被吸尽后，置预热适度的炒制容器内，文火加热，炒至棕黄色，取出晾凉。

成品性状：呈棕黄色，稍有焦斑，微有酒气。

3. 酒炙黄连

取 100 g 净黄连片，用 12.5 g 黄酒拌匀，稍闷润，待酒被吸尽后，置预热适度的炒制容器内，用文火加热，炒干，表面色泽加深，取出晾凉。筛去碎屑。

成品性状：颜色加深，味苦，微有酒气。

4. 酒炙白芍

取 100 g 净白芍片，用 10 g 黄酒拌匀，稍闷润，待酒被吸尽后，置预热适度的炒制容器内，用文火加热，炒干，片面呈微黄色，取出晾凉，筛去碎屑。

成品性状：呈微黄色，微有酒气。

（二）醋炙

1. 先拌醋后炒药

将净制或切制后的药物，加入定量的米醋拌匀，闷润，待醋被吸尽后，置炒制容器内，用文火炒至一定程度，取出，晾凉。

2. 先炒药后喷醋

将净选后的药物，置炒制容器内，炒至表面熔化发亮（树脂类）或表面颜色改变，有腥气溢出（动物粪便类）时，喷洒定量米醋，炒至微干，取出后继续翻动，摊开晾干。

每 100 kg 药物，用米醋 20 ～ 30 kg。

1）醋炙乳香

取 100 g 净乳香，置预热适度的炒制容器内，用文火加热，炒至冒烟，表面微熔，喷淋 10 g 米醋，边喷边炒至表面呈油亮光泽时，取出晾凉。

成品性状：颜色加深，表面黄棕色具油亮光泽，微透明，具醋气。

2）醋炙香附

取 100 g 净香附（粒或片均可），用 20 g 米醋拌匀，稍闷润，待醋被吸尽后，置预热适度的炒制容器内，文火加热，炒至香附微挂火色、表面色泽加深，取出晾凉。筛去碎屑。

成品性状：颜色加深，微挂火色，具醋气。

3）醋炙柴胡

取 100 g 净柴胡片，用 20 g 米醋拌匀，稍闷润，待醋被吸尽后，置预热适度的炒制容器内，用文火加热，炒至柴胡微挂火色，取出晾凉。筛去碎屑。

成品性状：色泽加深，具醋气。

4）醋炙延胡索

取 100 g 净延胡索片或颗粒，用 20 g 米醋拌匀，稍闷润，待醋被吸尽后，置预热适度的炒制容器内，文火加热，炒至黄褐色，取出晾凉。筛去碎屑。

成品性状：呈黄褐色，略具醋气。

（三）盐炙

1. 先拌盐水后炒药

将食盐加适量清水溶化，与药物拌匀，闷润至盐水吸尽，置炒制容器内，用文火炒至一定程度，取出，晾凉。

2. 先炒药后加盐水

先将药物置炒制容器内，用文火炒至一定程度，再喷淋盐水，炒干，取出，晾凉。

每 100 kg 药物，用食盐 2 kg。

1）盐炙杜仲

取 100 g 净杜仲丝或块，用 2 g 食盐水拌匀，稍闷润，待盐水被吸尽后，置预热适度的炒制容器内，中火加热，炒至颜色加深，有焦斑，丝易断时，取出晾凉。筛去碎屑。

成品性状：颜色加深，有焦斑，银白色橡胶丝减少，弹性减弱，折断后丝易断，并略具咸味。

2）盐炙黄柏

取 100 g 净黄柏丝或块，用 2 g 食盐水拌匀，稍闷润，待盐水被吸尽后，置预热适度的炒制容器内，用文火加热，炒干，呈深黄色，取出晾凉。筛去碎屑。

成品性状：呈深黄色，有少量焦斑，稍有咸味。

3）盐炙知母

取 100 g 净知母片，置预热适度的炒制容器内，文火加热，炒至变色，喷淋 2 g 盐水，炒干，取出晾凉。筛去碎屑。

成品性状：色泽加深，偶有焦斑，稍有咸味。

4）盐炙车前子

取 100 g 净车前子，置预热适度的炒制容器内，文火加热，炒至略有爆裂声，微鼓起时，喷淋 2 g 盐水，炒干，取出晾凉。

成品性状：呈黑褐色或黄棕色，稍有咸味。

（四）蜜炙

1. 先拌蜜后炒药

取一定量的炼蜜，加适量开水稀释，与药物拌匀，闷润至蜜渗入药物组织内部，置炒制容器内，用文火炒至颜色加深、不粘手时，取出，晾凉。

2. 先炒药后加蜜

将药物置炒制容器内，用文火炒至颜色加深，加入一定量的炼蜜，迅速翻动，拌匀，炒至不粘手时，取出，晾凉。

每 100 kg 药物，用炼蜜 25 kg。

1）蜜炙甘草

取 25 g 炼蜜加适量开水稀释均匀后，淋入 100 g 净甘草片中拌匀，闷润，置预热适度的炒制容器内，文火加热，炒至表面深黄色、不粘手时，取出晾凉。

成品性状：呈深黄色，微有光泽，味甜，具焦香气。

2）蜜炙百合

取 100 g 净百合，置预热适度的炒制容器内，文火加热，炒至颜色加深时，加入用少量开水稀释过的 5 g 炼蜜，迅速翻炒均匀，继续炒至黄色、不粘手时，取出晾凉。筛去碎屑。

成品性状：呈黄色，偶见焦斑，光泽明显，味甘微苦。

3）蜜炙黄芪

取15 g炼蜜加适量开水稀释均匀后，淋入100 g净黄芪片中拌匀，闷润，置预热适度的炒制容器内，用文火加热，炒至表面深黄色、不粘手时，取出晾凉。

成品性状：呈深黄色，略带黏性，有蜜香气，味甜。

（五）姜炙

将药物与一定量的姜汁拌匀，闷润至姜汁渗入药物内部。然后置炒制容器内，用文火炒至一定程度，取出，晾凉。

每100 kg药物，用生姜10 kg或用干姜，干姜用量为生姜的三分之一。

1. 姜炙厚朴

取厚朴丝100 g，加10 g姜汁拌匀，闷润，待姜汁被吸尽后，置预热适度的炒制容器内，文火加热，炒干，取出晾凉。筛去碎屑。

成品性状：色泽加深，略具姜的辛辣气味。

2. 姜炙竹茹

取100 g竹茹段或团，加姜汁10 g，拌匀，稍润，待姜汁被吸尽后，置预热适度的炒制容器内，用文火加热，如烙饼法将两面烙至微黄色，取出晾凉。

成品性状：微黄色，有少许焦斑，微有姜的气味。

（六）油炙

油炙淫羊藿：取20 g羊脂油置锅内加热熔化，加入100 g淫羊藿丝，用文火加热，炒至微黄色，取出晾凉。

成品性状：表面微黄色，润泽光亮，质脆。具油香气。

五、注意事项

1. 各炙法中采用先拌辅料后炒炙的药，一定要闷润至辅料完全被吸收或渗透至药物组织内部后，才可以进行炒制。酒炙药物闷润时，容器要加盖密封，以防止酒迅速挥发。采用先炒药后加辅料的药物，辅料要均匀喷洒在药物上，不要沿着锅壁加入，以免辅料迅速蒸发，达不到炙法的目的。

2. 若液体辅料用量较少，不易与药物拌匀时，可先加适量开水稀释后，再与药物拌润。

3. 在炙炒时，火力不可过大，翻炒宜勤，一般要求炒干，药物颜色加深时，即可出锅摊晾。

4. 溶化食盐时，水的用量一般以食盐的 4～5 倍量为宜。

5. 制备姜汁时，水的用量一般以最后所得姜汁与生姜的比例为 1∶1 较适宜。

6. 部分药物应文火炒制，勤加翻动，使药物受热均匀，炒至规定的程度。

六、思考题

1. 本实验中各药物炮制的目的是什么？

2. 乳香、知母、车前子等药物为什么采用先炒药后加辅料的方法炮制？

3. 蜜炙、姜炙、盐炙法所用辅料如何制备？

实验五　煅　法

一、实验目的

1. 掌握明煅法、煅淬法、扣锅煅法的基本操作方法、注意事项和质量标准。

2. 了解煅法的目的和意义。

二、实验原理

（一）明煅法

明煅法是将药物直接置于无烟炉火中或适当的耐火容器中煅烧，不隔绝空气煅烧的方法，又称"直火煅法"。煅制后可改变或缓和药性，产生不同的疗效，增强疗效，降低不良反应，增强收敛固涩的作用。

（二）煅淬法

煅淬法是将药物按明煅法煅至红透后，立即投入规定的液体辅料中骤然冷却，反复多次直至药物酥脆的方法。煅淬可改变药物的理化性质，增强疗效，减少不良反应，使药物质地变得酥脆，便于粉碎，利于有效成分煎出。

（三）扣锅煅法

扣锅煅法是将药物在高温缺氧条件下煅烧成炭的方法，又称"密闭煅""闷煅""暗煅"。煅后可改变药物的性能，降低毒性，产生新疗效，增强止血的作用。

三、实验仪器与材料

铁锅、马弗炉、地塌钳、蒸发皿、电磁炉、台秤、量筒、烧杯、搪瓷盘、铁铲等；白矾、石膏、龙骨、牡蛎、赭石、炉甘石、血余（头发）、棕榈、灯心草；米醋、盐泥。

四、实验内容

（一）明煅法

1.敞锅煅

将药物直接放入煅锅内，用武火加热的煅制方法。

2.炉膛煅

将药物直接放于炉火上煅至红透，取出放凉。煅后易碎或煅时爆裂的药物需装入耐火容器或适宜容器内煅制。

1）煅白矾

取净白矾，敲成小块，置瓷蒸发皿中，用武火加热至熔化，直至水分完全蒸发，整体呈膨胀松泡的白色蜂窝状固体时，停火，放凉后取出。

成品性状：煅白矾为白色、不透明的蜂窝状固体，无结晶样物质，体轻质松，手捻易碎，又称枯矾。

2）煅石膏

取净石膏块，置煅锅或适宜耐火容器内，用武火加热，煅至红透，取出，放凉后碾碎。

成品性状：煅石膏呈洁白的块状或粉末状，光泽消失，纹理被破坏，不透明，表面松脆，易剥落，质地轻松。

3）煅龙骨

取净龙骨，打碎成小块，置耐火容器内，用武火加热，煅至红透，取出放凉。

成品性状：煅龙骨呈灰白色或灰褐色，质轻，酥脆易碎。

4）煅牡蛎

取净牡蛎，置煅锅或适宜耐火容器内，用武火加热，煅至酥脆时取出，放凉后碾碎。

成品性状：煅牡蛎呈灰白色或灰色的不规则碎片状，质地松脆。

（二）煅淬法

将药物按明煅法煅烧至红透后，立即投入规定的液体辅料中骤然冷却，反复数次，至液体辅料吸尽或药物全部酥脆时，取出，放凉。

1. 煅赭石

取 100 g 净赭石，砸成小块，置适宜耐火容器内，用武火加热，煅至红透，立即取出投入 30 g 米醋内浸淬，如此反复煅淬至质地酥脆，淬液吸尽为度，取出，干燥后碾粉。

成品性状：煅赭石呈暗褐色或紫褐色，光泽消失，质地酥脆，略带醋气。

2. 煅炉甘石

取 100 g 净炉甘石，打碎，置适宜耐火容器内，用武火加热，煅至红透，立即取出投入水中浸淬，搅拌，倾取混悬液。残渣继续如此浸淬 3～4 次至不能混悬为度。与混悬液合并，静置，待澄清后倾去上层清液，取沉淀干燥，研细。

成品性状：煅炉甘石呈白色或灰白色的无定形极细粉末，质地轻松细腻。

（三）扣锅煅法

将药物置于锅中，上盖一较小的锅，两锅结合处用盐泥封严，扣锅上压一重物，扣锅底部贴一白纸条或放几粒大米，用武火加热，煅至白纸或大米呈深黄色，药物全部炭化，离火，待完全冷却后，开锅取出药物。

1. 血余炭

取健康人头发，除去杂质，反复用稀碱水洗去油垢，清水漂净，晒干，装于适宜煅制容器内，上扣一较小容器，两容器结合处用盐泥封固，上压重物，上扣的容器底部贴一白纸条或放几粒大米，用武火加热，煅至白纸或大米呈深黄色时，离火，至完全冷却后取出，粉碎成小块。

成品性状：血余炭为不规则块状，乌黑而光亮，呈蜂窝状，质轻易碎，有焦发气。

2. 棕榈炭

取 100 g 净棕榈段或块，装于适宜煅制容器内，上扣一较小容器，两容器结合处用盐泥封固，上压重物，上扣的容器底部贴一白纸条或放几粒大米，用武火加热，煅至白纸或大米呈深黄色时，离火，待完全冷却后取出。

成品性状：棕榈炭呈黑褐色或黑色的块状，有光泽，质酥脆，气特异，味微苦。

3. 灯心草炭

取 100 g 净灯心草，扎成小把，装于适宜煅制容器内，上扣一较小容器，两容器结合处用盐泥封固，上压重物，上扣的容器底部贴一白纸条或放几粒大米，用武火加热，煅至白纸或大米呈深黄色时，离火，待完全冷却后取出。

成品性状：灯心草炭呈黑褐色，有光泽，质轻松，易碎。

五、注意事项

1. 煅制白矾时中途不得停止加热，不要搅拌。

2. 炉甘石煅淬时，应注意水的用量。水量太少，可能会倒出药物粗颗粒；水量太多，倾出的混悬液体积过大，收集不方便。

3. 煅淬药物时，火力要强，并趁热淬之。

4. 扣锅煅时，药料不宜放得过多、过紧；应随时用湿盐泥封堵两容器结合处的盐泥裂缝；煅透后应放冷才能打开。

六、思考题

1. 明煅法、煅淬法、扣锅煅法的目的是什么？各适用于哪类药材？

2. 煅淬法常用的淬液有哪些？这些淬液所起的作用有何异同？

3. 怎样判断扣锅煅法的药物是否煅透？

实验六　蒸法、煮法、燀法

一、实验目的

1. 掌握蒸法、煮法、燀法的操作方法、注意事项及质量要求。

2. 了解蒸法、煮法、燀法的目的和意义。

二、实验原理

（一）蒸制

蒸制是利用水蒸气加热药物的方法，借助于水蒸气的穿透力和热量，可以使药物中的一些成分在加热过程中和水分子的作用下发生变化，如水解、结构破坏、含量下降或产生新成分等，从而达到改变药物性味、产生新的功能、扩大临床适用范围、便于切制或使药物便于保存等炮制目的。

（二）煮制

煮制主要是通过加热水煮，或加辅料煮制药物的方法改变毒性药物的成分及药性，以降低毒性。

（三）焯制

焯制是将药物在沸水中短时间浸煮的方法，主要目的在于破坏一些药物中的酶、毒蛋白，同时也有利于分离药用部分。

三、实验仪器与材料

蒸锅、铁锅、电磁炉、搪瓷盘、台秤、烧杯、量筒、筛子、漏勺等；黄芩、何首乌、黑豆汁、草乌、远志、苦杏仁、甘草片。

四、实验内容

（一）蒸制

1. 清蒸黄芩

取原药材，除去杂质，洗净。大小分档，置蒸制容器内，用武火隔水蒸至"圆汽"后半小时，待黄芩质地软化，取出，趁热切薄片，干燥（注意避免暴晒）。或将净黄芩置沸水中煮 10 分钟，取出，闷 8～12 小时，使内外温度一致时，切薄片，干燥。

成品性状：为类圆形或不规则薄片，外表皮黄棕色至棕褐色，切面深黄色，边缘粗糙，中间显浅黄色筋脉，呈"车轮纹"，中心部分多呈枯朽状的棕色圆心，周边棕黄色或深黄色，质硬而脆。气微，味苦。

2. 黑豆汁蒸何首乌

将 100 g 净何首乌片置适宜容器内，用 10 g 黑豆汁（黑豆汁制法见下）拌匀，闷润，置蒸制容器内，隔水加热。先用武火加热，蒸至"圆汽"后改用文火，蒸至汁液被吸尽，药物呈棕褐色时，取出，放凉，干燥。

黑豆汁制备：将定量的黑豆，加 10 倍量的水，煮约 3 小时，滤汁，残渣再加水煮 2 小时，滤汁，合并两次滤汁，浓缩至一定量（黑豆：黑豆汁 =1：3），即得。

成品性状：本品呈不规则皱缩状的块片。表面黑褐色或棕褐色，凹凸不平。质坚硬，断面角质样，棕褐色或黑色。气微，味微甘而苦涩。

（二）煮制

1. 草乌

取净草乌，大小分档，用水浸泡至内无干心后，加水煮沸，保持微沸一定时间，选取个大的，切开无白心（应随时补充水以保证充足水量），口尝微有麻舌感，取出晾至六成干，切厚片，干燥。

成品性状：呈不规则类圆形或近三角形的薄片，表面黑褐色，质硬，断面灰白色或暗灰色，有裂隙，形成层环纹多角形或类圆形，髓部较大或中空，周边皱缩或弯曲，无臭，味微辛辣，稍有麻舌感。

2. 甘草汁煮远志

先将 6 g 甘草片置锅内加 10 倍的水煎煮两次，过滤，合并滤液，弃去残渣，再将甘草汁浓缩至相当于甘草的 10 倍量时，将 100 g 净远志投入锅内，加热煮沸，保持微沸，并经常翻动，至甘草汁被吸尽，略干，取出干燥。

成品性状：为圆柱形节状小段，有横皱纹。质脆，易折断，味略甜，嚼之无刺喉感。

3. 焯制

焯苦杏仁：取 100 g 净苦杏仁置于 10 倍量沸水中加热约 5 分钟，至种皮微膨起即捞起，用凉水浸泡，取出，搓开种皮与种仁，干燥，筛去种皮。

成品性状：呈扁心形，无种皮或分离成单瓣，表面乳白色，有特殊的香气，味苦。

五、注意事项

1. 黄芩、草乌药材应大小分档炮制。

2. 草乌煮制时适当掌握加水量，先用武火煮至沸腾，再改用文火，保持微沸，否则水迅速蒸发，不易向组织内部渗透。

3. 草乌是剧毒药材，实验时需严格按照毒剧药品的管理要求进行使用和保管，不可随意带出实验室，实验结束后所有药材样品必须回收，由带教老师按照毒剧药品的管理要求进行处理。

4. 苦杏仁炮制后宜当天晒干或低温烘干，否则易泛油、变黄，影响质量。

5. 焯制苦杏仁时，苦杏仁加水量应为药量的 10 倍，若水量少，投入苦杏仁后，水温迅速降低，酶不能很快被灭活，苦杏仁苷被酶解，影响药效。

六、思考题

1. 蒸、煮、焯制药物应注意什么？意义何在？
2. 在煮制过程中，煮沸后为何改用微火？

实验七　复制法

一、实验目的

1. 掌握复制法炮制品的炮制方法及质量标准。
2. 明确复制法的目的和意义。

二、实验原理

1. 复制法是指多种辅料或多种工序共用，反复炮制药物，以达到降低或消除药物毒性、改变或增强疗效及矫臭矫味的目的。

2. 复制法历史悠久，在《千金翼方》中记载有造熟地黄、造干地黄等，但由于工艺和辅料的不同，尚未有统一的方法。具体方法可视药材而定，一般将净选后的药物置一定容器内，加入一种或数种辅料，按工艺程序，或浸、泡、漂，或蒸、煮等数法共用。目前，复制法主要用于天南星、半夏等有毒中药的炮制。

三、实验仪器与材料

不锈钢锅、烧杯、电磁炉、搪瓷盘、台秤（天平）、切药刀、玻璃棒等；半夏、天南星、生姜、白矾。

四、实验内容

1. 姜半夏

取 100 g 净半夏，大小分开，用水浸泡至内无干心时，取出；另取 25 g 生姜切片煎汤，加 12.5 g 白矾与半夏共煮透，取出，晾至半干，干燥。

成品性状：呈淡黄棕色片状，质硬脆，具角质样光泽。气微香，味辛辣，微有麻舌感，嚼之有粘牙感。

2. 制天南星

取 100 g 净天南星，按大小分别用水浸泡，每日换水 2 ～ 3 次，如起白沫时，换水后加 2 g 白矾，泡一日后，再进行换水，至切开口尝微有麻舌感时取出。将 12.5 g 生姜片、12.5 g白矾置锅内加适量水煮沸后，倒入天南星共煮至无干心时取出，除去姜片，晾至四至六成干，切薄片，干燥。

成品性状：呈类圆形或不规则形的薄片。黄色或淡棕色，质脆易碎，断面角质状。气微，味涩，微麻。

五、注意事项

1. 浸泡时如有必要，加白矾防腐。

2. 药物应大小分档处理，以免炮制程度不一，影响效果。

3. 天南星药材体积较大，一般在产地加工时，已经趁鲜去皮切片，可直接购生天南星片，进行炮制，可以缩短炮制时间。本实验在准备药材时，如果无法购买到生天南星片，可以直接将药材块茎进行浸泡，但浸泡和煎煮的时间均需适当延长。

4. 本实验炮制的中药均有毒，在炮制时应避免与皮肤直接接触。

六、思考题

1. 复制法炮制药物应注意什么？意义何在？

2. 半夏的炮制方法有哪些，主要有哪些炮制品？炮制的作用是什么？

3. 半夏、天南星均为有毒中药，都可以采用白矾和生姜进行炮制，为什么？

实验八　煅法、水飞法

一、实验目的

1. 掌握煅法、水飞法的操作方法、注意事项及质量要求。

2. 了解煅法、水飞法的目的和意义。

二、实验原理

（一）煅法

煅法主要利用辅料传热与吸附除去药物中部分挥发性及刺激性成分，从而降低副作用或缓和药性，增强疗效。

（二）水飞法

水飞法主要针对某些不溶于水的矿物药，在水中研磨，利用粒子比重和沉降速度不同来分离不同粒度的粒子，反复操作，得到极细粉末。

三、实验仪器与材料

电磁炉、铁锅、锅铲、搪瓷盘、台秤、铁丝匾、磁铁、烧杯、量筒、漏斗、滤纸、研钵、铜筛、草纸、压榨器、蒸锅、瓦罐、毛刷、吸油纸等；肉豆蔻、木香、面粉、滑石粉等。

四、实验内容

（一）煨法

1. 煨肉豆蔻

取 50 g 面粉加适量水混合，做成团块后压成薄片，将 100 g 肉豆蔻逐个包裹，或将肉豆蔻表面用水湿润，如水泛丸包裹面粉，再湿润再包裹至 3～4 层。晒至半干，投入已炒热的滑石粉锅内，适当翻动，至面皮呈焦黄色时取出，筛去滑石粉，放凉，剥去面皮，用时捣碎。

成品性状：煨豆蔻表面棕黄色或淡棕色，断面大理石样花纹不明显，质轻油润。香气较生品更浓，味辛辣。

2. 煨木香

取木香片，润软，均匀铺于吸油纸上，再加一层纸，纸上再铺一层木香片，铺数层后，固定，至 60℃烘箱中干燥 2 小时，取出木香，放凉。

成品性状：煨木香为棕黄色，气微香，油点散在。

（二）水飞法

滑石粉：取滑石粗粉，置研钵中加水少量，碾磨成糊状，再加适量清水搅拌，倾出上层混悬液。下沉部分再按上法反复操作数次，弃去不能混悬的下沉部分。合并混悬液，静置沉淀，倾去上清液，将沉淀物干燥后再研细粉。

成品性状：滑石粉为白色或类白色、无砂性的粉末，质细腻，手捻有滑润感。气微，无味。

五、注意事项

1. 煨制时火力不宜过大，使油质渐渐渗入辅料内。

2. 水飞开始研磨时可稍加些水，防止研磨时药物飞扬，但水不可太多，否则不利于研磨。加水搅拌混悬液时，水不宜过量。

六、思考题

1. 煨法、水飞法的原理是什么？操作时应注意些什么？

2. 滑石水飞主要目的是什么？此法有什么优缺点？能否进一步改进？

第三章 中药鉴定学实验

中药鉴定学是对中药的品种与质量进行鉴别与研究、建立和制定中药标准、拓展中药资源的一门应用性学科。在中药鉴定学中，常见的鉴别方法主要有来源鉴定、性状鉴定、显微鉴定、理化鉴定和生物鉴定等。在此基础上，通过对植物（动物、矿物）的系统分类，依据国家药品标准、地方药品标准及有关参考文献的运用，实现药材基原植物（动物、矿物）及药用部位的鉴别。

学生通过本章的实验学习，能够掌握采用眼观、手摸、鼻闻、口尝、水试、火试等简便快捷的性状识别方法，对药材进行定性鉴别；同时，精通显微镜的各种操作，进行中药的显微鉴定，并能运用物理、化学、仪器分析等各类实验技术与手段，对药材的质量进行定性与定量评价，开展中药真伪及优劣的系统评价和检测工作。

实验一 显微鉴定基本技能

一、实验目的

1. 掌握显微制片方法。
2. 掌握显微测量的方法和放大倍数的使用。
3. 掌握显微特征的观察和描述方法。

二、实验原理

显微鉴别是指运用显微镜、显微技术和显微化学等手段来鉴别和分析中药的方法。显微鉴别为鉴定药材的真伪、纯度和质量提供了依据，其应用范围较广，主要应用于品种鉴别，也部分应用于定量分析。该方法的主要内容是利用显微镜对植物组织结构、细胞形态、内部结构和矿物药的光学性质进行研究。根据鉴别手段和方式的不同,显微鉴别可以分为组织鉴别、粉末鉴别、显微常数鉴定和显微定量分析等类别。

显微鉴别是一种专业的鉴别方法,它不仅需要具备植物(动物)解剖学、矿物学、植物显微化学等方面的基础知识,还必须掌握显微制片、显微观察与描述、显微摄影与绘图、显微测量等方面的基础技能。目前,用于显微鉴别的主要工具是各种类型的光学显微镜、电镜等,其中以光学显微镜为主。

三、实验仪器与材料

光学显微镜、目镜测微尺、镜台测微尺、镊子、解剖针、载玻片、盖玻片、乙醇灯、单面刀片、粉碎机、绘图板、铅笔等;水合氯醛试剂、稀甘油试剂、氯化锌碘试液、甘油醋酸试液、间苯三酚试液、浓盐酸、蒸馏水等;薄荷、牛膝等;大黄粉末、肉桂粉末等。

四、实验内容

(一)徒手切片制片法

1. 取材

根类中药,一般从主根中部取材,取材大小为长 2 ～ 3 cm,直径 1 ～ 1.5 cm,较粗的根或根茎可用分割法,即用刀割取所需部分;叶类、鳞茎以及鳞叶,一般取材部位为主脉中部带有少量两侧叶肉部分;花类,一般取花的各部位分别进行制片;果实种子类,较小者取完整的整体制片,较大的可以采用分割法取所需部位。

2. 软化

选好样品后,新鲜或软硬适中的样品可以直接切片,若样品为干燥材料时,应经软化处理后再进行切片,常用的软化方法有以下几种,依据不同药材的特性选择合适的软化方式。

1)冷水或温水浸泡

适用于一般样品。

2)低浓度乙醇(30% ～ 50%)浸泡

适用于含黏液质或菊糖等水溶性物质的样品。

3)水煮法

适用于木材等较为坚硬的样品。该方法是将干燥样品放入冷水中,煮沸至样品沉入水底,此时,代表细胞内空气已被除尽,取出样品,放入甘油:乙醇(1:1)的软化液中软化,直至样品软硬适中。

4）水蒸气软化法

适用于做显微化学用的样品。

3. 徒手切片常规切片法

右手持徒手刀片，以左手拇指和食指夹持软化好的样品，用左手中指托着，使材料略高出食指和拇指，左手肘关节靠桌寻找支撑点，避免切片时晃动，右手执切片刀片，与材料的切面保持平行，刀口向内，从左至右移动，一次切下，所得薄片为 $10 \sim 20\ \mu m$。材料和刀刃在保持润湿的状态下反复切削，将切削的薄片用毛笔蘸水（或合适的润湿剂，如稀甘油等）轻轻顺刀口方向拂下，放入盛有润湿剂的培养皿中，再经过筛选，选择薄而完整的切片标本，采用稀甘油等润湿剂封藏观察。如有需要，可采用水合氯醛液透化加热，再用稀甘油封片观察。

对较小或十分柔软的材料或叶片，徒手不方便直接切片者，可用实心通草、胡萝卜、马铃薯等做夹持材料，即将夹持材料纵剖一条缝，将材料夹上，注意材料要放正，使切削时与刀片成一平行面。切削时连同夹持材料一起切下，放入盛有润湿剂的培养皿中，随后在筛选时除去夹持材料，后续按一般制片法及特殊处理制片即得。

4. 制片

选取透明完整的切片（厚 $10 \sim 20\ \mu m$），根据不同鉴别目的选用适宜的试剂装片。一般情况下，可直接采用蒸馏水装片，必要时，可采用水合氯醛加热透化装片法：取切片置洁净的载玻片上，加 2～3 滴水合氯醛试液，用解剖针混匀，于乙醇灯火焰上微热至沸，移下，略冷，补加一滴试剂，再加热至沸，如此反复至切片透明为止，一般需要 2～3 次即可透化完全。随后，加入稀甘油适量混匀，将切片摆在玻片中央略偏一方的位置，小心加上盖玻片，用吸水纸吸去多余的试液至试液充满整个盖玻片且不游动为止，擦净玻片边缘及反面的污物，即可镜检。徒手切片后，样品经水合氯醛透化（冷浸），脱水染色，可以制成永久片。

（二）粉末制片法

1. 粉末的制备

选取药材粉末，过 50～80 目筛后制片。该方法是鉴定中药材常用的方法之一，主要可用于鉴别细胞的形态特征。

2. 粉末制片法

粉末的临时制片一般可做 3 种不同的装片，即水装片、稀甘油或甘油醋酸装片以及水合氯醛试液装片（有时还需水合氯醛冷装片）。挑取少许药材粉末，放置于干净的载玻片上，根据需要加适当试剂 1～2 滴，小心加盖盖玻片即可。水合氯醛加热透化的标本片，可以去除细胞中的淀粉、油脂等，增加细胞壁折光率，使得细胞的形态更加清晰，便于观察细胞的形态特征。

（三）表面制片法

本法适用于叶片、萼片、花瓣、雄蕊和雌蕊等。另外，浆果、草质茎和某些地下茎的表皮组织观察也可使用该方法。采用眼科镊子夹住叶片或者果实的表面，轻轻撕下表皮层，置于载玻片上的水或其他试液内，加盖盖玻片，在显微镜下观察即可。

（四）组织解离制片法

该方法为利用化学物质，使植物细胞与细胞之间的中间层物质溶解，从而让细胞相互分离的方法。解离前，需要先将样品切成宽或厚约 2 mm 的小条或小块。常用的组织解离法有以下三种。

1. 氢氧化钾（钠）法

该方法适用于薄壁组织发达，木化组织少或散在的样品。

置样品于试管或小烧杯中，加 5% 氢氧化钾溶液适量，加热至用玻璃棒轻压能离散为止。随后，倾去碱液，加水将样品洗至中性。取样品所需部位，置载玻片上，用解剖针撕开，稀甘油装片，在显微镜下进行观察。

2. 硝铬酸法

该方法适用于较为坚硬的样品，木化组织发达或集成较大群束的样品。

置样品于试管或小烧杯中，加硝铬酸试液适量，放置至用玻璃棒轻压能离散为止。也可以稍加热，从而缩短解离时间。倾去酸液，加水将样品洗至中性，装片后在显微镜下观察。

3. 氯酸钾法

该方法同样适用于较为坚硬的样品。

置样品于试管中，加硝酸溶液及氯酸钾少量，缓缓加热，待产生的气泡渐少时，再及时加入氯酸钾少量，以维持气泡稳定产生，至用玻璃棒轻压及离散为止，倾去酸液，加水将样品洗至中性，装片后采用显微镜观察。

（五）显微观察的方法

在显微镜下镜检时，优先使用低倍镜寻找视野，再采用适当的高倍镜观察，遵循"先低倍后高倍"的原则进行。标本片内可能存在某些少见或偶见的特征，为了避免在显微观察时遗漏而影响观察结果，可采用"之"字移动法，使标本片沿着一定的线路移动，这样可以检查到玻片下样品的各个部位。

（六）显微测量

使用标定的显微量尺，在显微镜下测量显微目的物的大小，称为显微测量。显微量尺是显微测量标尺的简称，是用来测量显微镜下所观察物体的大小和数目的测量工具。

显微量尺由镜台量尺和目镜量尺两部分组成，以微米为长度单位。

1. 镜台量尺

在特制的载玻片中央粘贴一刻有精细尺度的圆形玻片。通常将 1 mm（或 2 mm）长度精确等分成 100（或 200）小格，主要用于校正目镜量尺，并不直接用于测量物体。

2. 目镜量尺

目镜量尺又称目镜测微计，是一种放置在目镜筒内的标尺，为直径 18～20 mm 的圆形玻璃片，其上刻有各种形式的标尺，有直线式和网格式等。目镜量尺是用于直接测量物体的，对不同的显微镜或目镜筒其每小格的长度未知，因此，在进行测量前，必须用镜台量尺对目镜量尺进行校正，从而确定目镜量尺在不同观察条件下，每一小格所代表的实际长度。

3. 目镜量尺的校正

把目镜量尺装入目镜筒内，将镜台量尺放在载物台上，把有标尺的部位移到视野中央，调整焦距，看清标尺上的刻度线；转动目镜，使镜台量尺和目镜量尺平行；适当移动镜台量尺，使目镜量尺的"0"刻度线与镜台量尺的某刻度线相重合，随后再找第二条重合刻度线，根据两条重合线间两种量尺的小格数，计算出目镜量尺每一小格在该物镜条件下相当的长度（μm），按下列公式计算：

目镜量尺每 1 小格的实际长度 =（镜台量尺的格数 × 10 μm）/ 目镜量尺的格数

当测定不同放大倍数时，目镜量尺需要分别标定。

4. 测量方法

将需测量的显微制片放置在载物台上，用目镜量尺测量样品，确定该样品相当于目镜量尺的小格数，乘以该放大倍数下所标定的目镜量尺每一小格的微米数。显微测量通常是在高倍镜下测量，但如果需要测量较长的样品，如纤维、导管、非腺毛等时，需要在低倍镜下测量。

五、注意事项

1. 制片时，分割法所取样品均需有代表性，应无畸形、虫蛀、霉变或其他污染等。

2. 采用水合氯醛加热透化装片时，切记加热时不要将试液烧干。

3. 制片时，加盖玻片时不要出现气泡。

4. 药材粉末制片时，如遇特别坚硬的药材可以用锉刀将其锉成粉末。

5. 表面制片法中，注意载玻片上的样品表面朝向上方，便于显微观察。

6. 组织解离法制片中，注意氯酸钾法解离操作应该在通风处进行，避免中毒。

7. 在进行一般的鉴定工作中，为了避免药材粉末混合不均匀等因素对鉴定结果的影响，通常需要观察 1～3 张标本片，从而消除取样带来的差异。

六、思考题

蒸馏水、水合氯醛试液及稀甘油分别适合在什么情况下装片？

实验二 根及根茎类中药的鉴别（双子叶植物）

一、实验目的

1. 掌握大黄、牛膝、甘草、人参、黄连等药材的性状鉴别特征。
2. 掌握大黄、牛膝、川牛膝异形维管束的组织结构及特征。
3. 掌握大黄、牛膝、川牛膝、甘草的显微鉴别特征。
4. 掌握大黄、牛膝的理化鉴别方法。

二、实验原理

（一）性状鉴别

性状鉴别是鉴别中药材最直接简便的方法，是用感官鉴定中药是否符合规定标准，对中药的品种、纯度进行鉴定或者初步评价中药质量优劣的一种鉴别方法。本实验的重点内容是观察双子叶植物供试品的性状、表面及断面等方面特征，通过对药材进行观察和描述，掌握基本的性状鉴别技能。

（二）显微鉴别

显微鉴别是利用显微技术对中药进行观察及分析鉴定的方法，能够观察中药不同类型的组织构造、细胞以及细胞内含物的特征和形态，从而以此为依据对中药的品种、质量等进行鉴别及评价。

（三）理化鉴定

理化鉴定是利用物理、化学或仪器分析的方法，对中药的真伪、优劣程度进行鉴定的一种方法。其方法主要包括：微量升华法、物理常数测定法、电泳分析法、定量分析法、分光光度法、色谱法、质谱法、磁共振光谱法等。

三、实验仪器与材料

生物显微镜、载玻片、盖玻片、镊子、解剖针、擦镜纸、吸水纸、刀片、培养皿、紫外线灯、微量升华装置；蒸馏水、水合氯醛、甲醇、45%乙醇、稀甘油、甘油醋酸、生理盐水、2%红细胞混悬液、10%氨水、氢氧化钠试液；大黄根茎（药材、永久制片及粉末）、牛膝根（药材及永久制片）、川牛膝根（药材及永久制片）、甘草根（药材、永久制片及粉末）、人参（药材、永久制片及粉末）、黄连（药材、切片及粉末）。

四、实验内容

（一）性状鉴别

1. 大黄

呈类圆柱形、卵圆形、圆锥形或不规则性状；刮去外皮者表面呈黄棕色至红棕色，部分可见类白色网状纹，根茎髓部宽广，顶部横切面可见排列成1～3环的异形维管束（称为"星点"）或部分散在；根木部不具"星点"，可观察到放射状纹理。气香，味苦涩，嚼之粘牙。

2. 牛膝根

呈细长圆柱形，直径0.5～1.0 cm，外皮表面灰黄色或黄棕色，贮存越久颜色越深，干燥药材质地硬脆，易折断，容易受潮变软。切面平摊，呈淡棕色，略呈角质样而油润。中心维管束呈黄白色筋脉小点，断续排列成2～4轮同心环。气微，味甜。

3. 川牛膝根

呈细长圆柱形，直径0.5～3.0 cm。表面黄棕色或灰褐色。质韧，不易折断。断面可见异形维管束呈淡黄色筋脉小点，断续排列成3～8轮同心环。

4. 甘草根

呈圆柱形，长25～100 cm，表面红棕色或暗棕色，具横向皮孔，有明显的纵皱纹、沟纹和细根痕，质坚硬。断面显纤维性，呈黄白色，粉性；具有明显形成环及放射状纹理，部分有裂隙。根茎圆柱形，表面有芽痕，横切面中央有髓。气微，味甜而特殊。

5. 人参

人参的商品主要有野山参（野生品）及园参（栽培品）。园参的规格主要分为生晒参、红参、白参等。

1）野山参

主根较粗短，大多具有2个分枝，有部分呈"人"形，主根上端具有细而深的环纹。根茎（芦头）细长，几乎与主根同等长度，根茎上密具茎痕（芦碗），其下有 1 ～ 3 个下垂的不定根（芋）。野山参支根上具有许多细长的须根，可观察到疣状突起。

2）生晒参

主根呈纺锤形或圆柱形，长度为 3 ～ 15 cm，直径为 1 ～ 2 cm。外皮灰黄色，上部或全体具有疏浅断续的粗横纹和明显的纵皱纹。下部具有支根 2 ～ 3 条。全须生晒参在主根中下部有多数细长的须根。须根上长有不明显的细小疣状突起。根茎的芦头长度为 1 ～ 4 cm，直径为 0.3 ～ 1.5 cm，芦头多拘挛弯曲，具有不定根（芋）和较为稀疏的凹窝状茎痕（芦碗）。生晒参横切面形成层环明显，散在有棕色小点。味苦，回甜。

3）红参

全体呈半透明，红棕色，偶尔具有不透明的暗棕色斑点。表面具有纵沟、皱纹及细根痕，在上部可见环纹，下部部分具有 2 ～ 3 条支根。根茎上可观察到茎痕。质硬而脆，断面平坦，呈角质样。

4）白参

表面呈淡黄白色，在全体上可观察到加工时所遗留的点状针刺痕。味较甜。

6. 黄连

具有不规则结节状隆起；部分可观察到须根或膜质鳞叶；部分节间表面平滑如茎秆，习称为"过桥"。断面木部呈金黄色，髓部、皮部呈红棕色。味极苦。

1）味连

多集聚成簇，常弯曲，形如鸡爪，表面灰黄色或黄棕色，粗糙。

2）雅连

多数为单枝，略呈圆柱形，微弯曲，"过桥"较长。

3）云连

多数为单枝，弯曲呈钩状，较细小，形如"蝎尾"，少数可见较短的"过桥"。

（二）显微鉴别

1. 大黄

1）大黄根茎横切面

制片时木栓层及皮层多已除去；韧皮部散在有黏液腔，筛管群明显；木质部导管稀少，髓部大，其内散在或环列异形维管束，形成层成环，射线较密，导管非木化，稀疏排列；薄壁组织内散有黏液腔，薄壁细胞含大型草酸钙簇晶及淀粉粒。髓部较为宽广，常见黏液腔及红棕色物质。

2）大黄粉末

首先，以甘油醋酸试液装片，用以观察淀粉粒的类型和形状特点。大黄粉末淀粉粒甚多，可观察到单粒类球形或多角形，直径为 3 ～ 45 μm，脐点呈星状；淀粉复粒由 2 ～ 7 分粒组成。之后，再以水合氯醛试液透化装片镜检。可观察到大型草酸钙簇晶，直径为 20 ~ 160 μm，有的可达到 190 μm，棱角多短钝；导管主要为网纹导管，非木化或微木化，少数具有缘纹孔、螺纹及环纹导管。

2. 牛膝

根部木栓层细胞数列。可见异常维管束 2 ~ 4 轮，最外一轮的维管束较小，部分样本仅有 1 个导管，形成层呈环状，向内的维管束较大，木质部有导管和纤维束，束间形成层不明显。中心木质部集成 2 ~ 3 分叉。薄壁细胞含少量草酸钙砂晶。

3. 川牛膝

根部木栓层细胞多列。可见异常维管束 4 ~ 11 轮，每一维管束内的纤维较多。中央木质部集成 2 ~ 8 分叉。薄壁细胞含草酸钙砂晶较多。

4. 甘草

1）根横切面

木栓层为数列红棕色扁平细胞，栓内层较窄。韧皮部射线较宽，多弯曲，常见裂隙，与木质部中均有纤维束或晶鞘纤维。束内形成层明显。薄壁细胞内含淀粉粒或草酸钙方晶。

2）粉末鉴别特征

粉末呈无色或淡棕黄色，纤维成束，壁厚，微木化，胞腔线性，易见晶鞘纤维。草酸钙方晶多见。具缘纹孔导管直径较大，直径 160 μm，稀有网纹。木栓细胞呈红棕色多角形。淀粉粒多呈现出单粒，形状为卵圆形或椭圆形。

（三）理化鉴别

1. 大黄

1）取本品粉末 0.2 g，加入甲醇 2 mL，温浸 10 分钟后放冷；取上清液 10 μL，点于滤纸后，用 45% 乙醇展开，取出，晾干，放置 10 分钟；置 365 nm 紫外线灯下进行观察，不得显持久的亮紫色荧光（检查土大黄苷）。

2）取大黄粉末少许进行微量升华，收集升华物进行镜检，依次可见菱形、针状或羽毛状黄色结晶；结晶加入氢氧化钠试液或氨水则溶解并显红色（检查蒽醌类衍生物）。

3）取少许大黄粉末置滤纸上，加氢氧化钠试液，可观察到滤纸被染成红色（检查蒽醌类衍生物）。

2. 牛膝

1）取本品粉末少许，加入 10 倍量水，充分进行振摇，可观察到产生大量泡沫，且泡沫经久不散（检查皂苷）。

2）取牛膝粉末 1 g，添加生理盐水 10 mL，浸泡后微热数分钟，进行过滤。取滤液 2 mL，加入 2% 红细胞混悬液浮于上层，10 分钟后，可观察到红细胞混悬液由浑浊变澄清，透明，长时间放置后则可见底部具有浅棕色沉淀析出。在载玻片上滴入 1 ~ 2 滴红细胞混悬液，镜检观察红细胞后；再滴加 1 ~ 2 滴含有牛膝的生理盐水试液进行镜检，可见红细胞渐渐破裂，最后消失（检查皂苷）。

3）取牛膝药材折断面在紫外分析仪下观察，可见其显浅蓝紫色荧光；再滴加10%氨水，则可见其显浅黄绿色荧光。

五、注意事项

在大黄的微量升华实验中，在铁圈中放入大黄粉后，需要先加热除去其中的水分后，再盖上玻璃板来收集升华物，从而防止收集物呈现出泪滴状。升华物的结晶形状和加热温度的高低以及时间长短有关，在实验时应注意收集不同温度、不同时间的升华物，从而全面观察结晶可能出现的形状及特征。升华物收集后直接镜检，不需要加上盖玻片。

六、思考题

1. 牛膝与川牛膝的药材性状不同点在哪里？
2. 晶体形状和分泌物类型 / 结构在植物类药材中是否具有系统分布特征？

实验三　根及根茎类中药的鉴别（单子叶植物）

一、实验目的

1. 掌握天麻、麦冬、川贝母、浙贝母、重楼等药材的性状鉴别特征。
2. 掌握天麻、麦冬、川贝母、浙贝母的显微鉴别特征。
3. 掌握天麻、麦冬的理化鉴别方法。

二、实验原理

同本章实验二。

三、实验仪器与材料

生物显微镜、载玻片、盖玻片、镊子、解剖针、擦镜纸、吸水纸、刀片、培养皿、紫外分光光度计、试管、量筒；乙醇、水合氯醛、碘试液、45%乙醇、甘油、1%盐酸溶液、硝酸汞试液；天麻（药材、永久制片及粉末）、麦冬（药材及永久制片）、川贝母（药材及粉末）、浙贝母（药材及粉末）、重楼（药材）。

四、实验内容

（一）性状鉴别

1. 天麻

药材呈椭圆形或长条形，略扁，皱缩而稍弯曲，长为 3 ～ 15 cm，宽为 1.5 ～ 6 cm，厚为 0.5 ～ 2 cm。表面黄白色至淡黄棕色，有纵皱纹及由潜伏芽排列而成的横环纹多轮，有时可见棕褐色菌索。顶端有红棕色至深棕色干枯芽苞，习称"鹦哥嘴"或"红小辫"；或为残留茎基。另一端有自母麻脱落后的圆脐形疤痕。质坚硬，不易折断。断面较平坦，黄白色至淡棕色，饮片半透明，角质样。气微，味甘。

以质地坚实沉重、有"鹦哥嘴"、断面明亮、无空心者（冬麻）质佳；质地轻泡、有残留茎基、断面色晦暗、空心者（春麻）质次。

2. 麦冬

药材呈小纺锤形，长为 1.5 ～ 3 cm。表面微黄白色，断面呈半透明状，中央木心细小。

3. 川贝母

川贝母商品分为松贝、青贝和炉贝。

1）松贝

药材为类圆锥形或近球形，高为 3 ～ 8 mm，直径为 3 ～ 9 mm。表面类白色，外层具有 2 瓣鳞叶，大小悬殊且大瓣紧抱小瓣。未抱部分一般呈新月形，习称为"怀中抱月"；顶端闭合，基部平坦。表面为白色，富粉性。味微苦。

2）青贝

药材为扁球形或圆锥形，高为 0.4 ～ 1.4 mm，直径为 0.4 ～ 1.6 mm。外层鳞叶 2 瓣，大小较为相近。相对抱合，顶端开裂。

3）炉贝

药材为长圆锥形，个头较大。直径为 0.5 ～ 2.5 mm。外层具有鳞叶 2 瓣，大小相近，顶端长尖，开裂。药材表面通常具有棕色斑点（虎皮斑）。

4. 浙贝母

浙贝母商品分为珠贝和大贝。

1）珠贝

药材为扁球形，高为 1 ～ 1.5 mm，直径为 1 ～ 2.5 mm。外层具有 2 瓣鳞叶，较为肥厚，呈肾形，大小相近。相对抱合，富粉性。味苦。

2）大贝

又称为元宝贝，高度为 1 ～ 2 mm，直径为 2 ～ 3.5 mm，具有单瓣鳞叶，呈元宝状。

5. 重楼

来源于百合科植物重楼属植物华重楼 ［（*Paris polyphylla* Smith var. *chinensis*（Franch.）Hara］、云南重楼 ［P. *polyphylla* var. *yunnanensis*（Franch.）Hand.–Mzt.］ 或七叶一枝花（*P. polyphylla* Smith）的干燥根茎。药材表面为黄棕色或灰棕色，外皮脱落处为白色，呈现出结节状扁圆柱形，略微弯曲，长度为 5 ～ 12 cm，直径为 1 ～ 4.5 cm。外密具层状突起的粗环纹，一面结节明显，在结节上可观察到椭圆形凹陷茎痕，另一面具备疏生的须根或者疣状须根痕。顶端具有鳞叶及茎的残基。断面平坦，质坚实，断面为白色至浅棕色，显粉性或角质样。气微，味微苦、麻。

（二）显微鉴别

1. 天麻

天麻块茎横切面：外为残留的表皮组织，皮层外侧是一至数列切向延长的下皮细胞，壁栓化；皮层为十余列多角形细胞，有的细胞含草酸钙针晶束。有时可见细胞内有入侵的菌丝体。中柱维管束周韧型，散在。薄壁细胞含多糖类团块，遇碘试液显棕色或淡黄棕色。

2. 麦冬

麦冬根横切面：表皮细胞 1 列或脱落，方形，偶见根毛，根被为 3 ～ 5 列木化的细胞。皮层宽广，散在含针晶束的黏液细胞，针晶长 25 ～ 30 μm，有的直径可至 10 μm。内皮层细胞壁均匀增厚，木化，具有通道细胞，外侧是 1 列石细胞，侧壁增厚，细胞壁纹孔细密。中柱小，韧皮部束 16 ～ 22 个，木质部束连成环状。髓小。

3. 川贝母

川贝母粉末：镜检可见淀粉粒，且多为单粒，呈广卵形、长圆形或不规则圆形，部分边缘不平整或略作分枝状；脐点呈短缝状、点状、人字状或者马蹄状，层纹隐约可见。可见少数复粒淀粉粒，一般由 2 ～ 3 分粒组成；半复粒较多。表皮细胞垂周壁微波状弯曲，气孔为不定式，具副卫细胞 5 ～ 7 个，细胞内含少数草酸钙方晶。

4. 浙贝母

浙贝母粉末：镜检可见淀粉粒，多为单粒，单粒呈卵形、广卵形或椭圆形，层纹明显。表皮细胞呈类多角形或长方形，垂周壁连珠状增厚；气孔较为少见，具副卫细胞 4 ～ 5 个，细胞内草酸钙结晶少见。导管多为螺纹。

（三）理化鉴别

1. 天麻

1）取天麻粉末 1 g，加水 10 mL 浸渍 4 小时，时时振摇后进行过滤。取滤液加入碘试液 2～4 滴，呈现紫红至酒红色（检查多糖）。

2）取天麻粉末 1 g，加入 45% 乙醇 10 mL 浸渍 4 小时，时时振摇后进行过滤。取滤液，加入硝酸汞试液 0.5 mL，可观察到白色浑浊出现；加热后则可见沉淀析出，沉淀微显浅黄棕色。

3）取天麻粉末 1 g，加水 10 mL 浸渍 4 小时，时时振摇，进行过滤，取滤液，加入硝酸汞试液，加热则可见溶液变砖红色，沉淀不明显。

4）取天麻粉末，制成 5% 乙醇浸液，在紫外线灯下观察，可见其显石绿色荧光。

2. 麦冬

麦冬的横切片放置在紫外线灯（365 nm）下呈现浅蓝色荧光。

五、注意事项

注意在天麻的理化鉴别过程中，过滤后滤液加入相应试液后，需要时时振摇，以便样品与试液混合均匀。

六、思考题

1. 单子叶植物根与双子叶植物根的组织鉴别有何异同点？
2. 松贝、青贝和炉贝有何不同？

实验四　茎木类及皮类中药的鉴别

一、实验目的

1. 掌握川木通、木通、大血藤、鸡血藤、沉香、通草、肉桂、厚朴、黄柏等药材的性状鉴别特征。
2. 掌握大血藤、鸡血藤、沉香、通草、肉桂、厚朴、黄柏的显微鉴别特征。
3. 掌握沉香、黄柏的理化鉴别方法。

二、实验原理

同本章实验二。

三、实验仪器与材料

生物显微镜、载玻片、盖玻片、镊子、解剖针、擦镜纸、吸水纸、刀片、培养皿、乙醇灯、紫外线灯、试管、烧杯、三脚架、量筒、微量升华装置等；蒸馏水、水合氯醛、稀甘油、甘油醋酸、间苯三酚、浓盐酸、甲醇、乙醇、香草醛、冰醋酸、稀碘化铋钾试液等；川木通（药材）、木通（药材）、大血藤（药材及永久制片）、鸡血藤（药材及永久制片）、沉香（药材及三切面永久制片）、通草（药材及永久制片）、肉桂（药材、永久制片及粉末）、厚朴（药材、永久制片及粉末）、黄柏（药材、永久制片及粉末）。

四、实验内容

（一）性状鉴别

1. 川木通

本品呈长圆柱形，略微扭曲，长为 50～100 cm，直径为 2～3.5 cm。表面黄棕色或黄褐色，具有纵向凹沟和棱线；节处大多膨大，具叶痕及侧枝痕。残存皮部容易撕裂，黄棕色；木部呈浅黄棕色或浅黄色，具有黄白色放射状纹理及裂隙，其间布满导管孔，髓部较小，类白色或黄棕色，偶可见有空腔。

2. 木通

本品呈圆柱形，常稍微扭曲，长度为 30～70 cm，直径为 0.5～2 cm。表面灰棕色至灰褐色，外皮粗糙且具有许多不规则的裂纹或纵皱沟，具有突起的皮孔。节部膨大或不明显，具有侧枝断痕。质坚体轻，不易折断；皮部较厚，黄棕色，可见淡黄色颗粒状小点，木部黄白色，有放射状纹理，髓小或有时可见中空。

3. 大血藤

本品呈圆柱形，略微弯曲。表面灰棕色，粗糙，栓皮常呈鳞片状剥落，露出暗红棕色内皮，有的可见膨大的节以及略凹陷的枝痕或叶痕。质硬，断面皮部呈红棕色环状，有 6 处向内嵌入木部，木部显黄白色，具放射状纹理（"车轮纹"）。气微，味微涩。

4. 鸡血藤

本品呈扁圆柱形，表面栓皮灰棕色，有的可观察到灰白色斑，栓皮脱落处显红棕色。质坚硬。切面木部呈红棕色或棕色，导管孔多数；韧皮部具有树脂状分泌物，显红棕色至黑棕色。皮部与木部相间排列呈数个同心性椭圆形环或偏心性半圆形环；髓部偏向一侧。气微，味涩。

5. 沉香

本品呈不规则的块、片状或盔帽状，有的为小碎块。表面凹凸不平，偶有孔洞，可见黑褐色树脂与黄白色木部相间的斑纹，孔洞和凹窝表面多朽木状。质较坚实，大多不沉于水，断面呈刺状。气芳香，味苦。沉香在燃烧时会产生浓烟及强烈香气，并有黑色油状物渗出。

6. 通草

本品表面呈白色或淡黄色；质松软，体轻，稍稍有弹性。断面中部有空心或可观察到半透明的薄膜。

7. 肉桂

本品呈槽状或卷筒状，外表面灰棕色，有横向突起的皮孔，内表面红棕色，有细纵纹，用指甲可划出油痕。质硬而脆，易折断。断面外层棕色较为粗糙，呈颗粒性，内层红棕色，光滑油润，两层间有一条黄棕色的线纹（石细胞环带）。香气浓烈，味甜、辣。根据采收加工方法不同，商品可分为桂通、企边桂、板桂、桂碎等。

8. 厚朴

本品干燥品为卷筒状或双卷筒状，习称"筒朴"；近根部的干皮一端展开呈喇叭口，习称"靴筒朴"。外表灰棕色或灰褐色，粗糙，有明显的椭圆形皮孔，内表面紫棕色或深紫褐色，较平滑，具细密纵向纹路，划之显油痕。质坚硬且油润。断面外侧呈颗粒性，内侧呈纤维性，有时可见多数发亮的细小结晶（厚朴酚结晶）。气香、味苦，带有辛辣感。根朴呈单筒状或不规则块片，有的弯曲似鸡肠，习称"鸡肠朴"。枝朴皮薄呈单筒状，质脆，断面纤维性。

9. 黄柏

本品呈板片状或浅槽状。外表面为黄褐色或黄棕色，有时可见皮孔痕和残留的灰褐色粗皮；内表面为暗黄色或者淡棕色，具有细密的纵棱纹。质硬，体轻，断面呈纤维性，裂片状分层，为深黄色。味极苦。

（二）显微鉴别

1. 大血藤

大血藤横切面：木栓层为多列细胞，细胞内含红棕色物质，内壁常木化增厚。栓内层及皮层散在有石细胞群，石细胞呈长形、类圆形或分枝状，胞腔内有时可观察到草酸钙方晶。维管束外韧型，约12个，由宽窄不一的射线分隔，近形成层部位的射线中可见石细胞群。韧皮部分泌细胞常切向排列相接，与筛管群相间，互相列成数层，有少数石细胞散在，束内形成层明显。木质部导管多单个散在，类圆形，直径约为400 μm，周围有木纤维。髓部可见石细胞群。薄壁细胞中均含有棕色或红棕色物质。

2. 鸡血藤

鸡血藤横切面：木栓细胞数列，含棕红色物。皮层较窄，散在有石细胞群，胞腔内充满棕红色物质；薄壁细胞中含草酸钙方晶。维管束异型，由韧皮部和木质部相间排列成数轮。韧皮部最外层是石细胞群和纤维束组成的厚壁细胞层；射线大多被挤压；具大量分泌细胞，充满棕红色物质，常数个至10个呈切向排列成层；纤维束较多，非木化至微木化，周围细胞中含草酸钙方晶，形成晶纤维，含晶细胞壁木化增厚；散在有石细胞群。木质部射线有的含棕色物质；导管多单个散在，类圆形，直径约至 400 μm；木纤维束也都形成晶纤维；少数木薄壁细胞含有棕红色物质。

3. 沉香

1）横切面

木射线宽 1 ～ 2 列细胞，含棕色树脂状物质，呈径向延长，壁非木化或微木化，有的具壁孔。导管呈圆形或多角形，偶有单个散在，有的含黄棕色树脂状物质。木纤维多角形，直径 20 ～ 45 μm，壁稍厚，木化。木间韧皮部呈扁长椭圆状或者条带状，细胞壁薄，非木化，内涵棕色树脂，大多十多个成群，多在导管四周，有的薄壁细胞含草酸钙柱晶。

2）切向纵切面

射线呈梭形，宽为 1 ～ 2 列细胞，高为 4 ～ 20 个细胞。导管为具缘纹孔，长短不一，大多为短节状且两端平截，具缘纹孔互列，排列紧密，导管直径约 128 μm，含黄棕色树脂块。韧型纤维细长，直径为 20 ～ 30 μm，壁较薄，有壁孔。韧皮部薄壁细胞呈长方形。

3）径向纵切面

木射线排列为横向带状，高为 4 ～ 20 层细胞，细胞呈方形或者长方形。有时可观察到韧型纤维，径向壁有单纹孔。

4. 通草

通草横切面：全部都是薄壁细胞，呈椭圆形、类圆形或者近多角形，外侧的细胞较小，纹孔较为明显，有的细胞内含草酸钙簇晶。

5. 肉桂

1）横切面

木栓细胞数列，最内层细胞的外壁甚厚，木化。皮层有散在石细胞及分泌细胞。中柱鞘部位有石细胞群，断续排列成环，通常石细胞外壁较薄，其外侧伴有纤维束存在。韧皮部较宽，具有油细胞、黏液细胞和散在厚壁纤维，射线宽 1 ～ 2 列细胞，内含细小草酸钙针晶。薄壁细胞内含丰富淀粉粒。

2）粉末

纤维多单个散在，呈长棱形，有的壁波状弯曲。石细胞为类圆形或三角形，壁厚，有的一面菲薄。油细胞为类圆形或长圆形。草酸钙针晶较小，多见于射线细胞中。木栓细胞多角形，常含红棕色物质，细胞壁木化。淀粉粒众多。

6. 厚朴

1）横切面

木栓层为十余列细胞；有的可见落皮层。皮层外侧具石细胞环带，内侧散在有多数油细胞以及石细胞群。韧皮部的射线宽 1 ～ 3 列细胞；纤维多数个成束；也可观察到散在油细胞。

2）粉末

呈棕色。石细胞为类方形、椭圆形、卵圆形或者不规则的分枝状。纤维甚多，壁厚，有的呈现出波浪形或者一边呈现出锯齿状，木化，孔沟不明显。油细胞呈椭圆形或者类圆形，含有黄棕色油状物质。

7. 黄柏

1）横切面

残留的木栓层细胞内含棕色物质，栓内层细胞含草酸钙方晶。皮层较为狭窄，纤维束和石细胞群散在，石细胞呈分枝状，壁极厚，层纹明显。韧皮部较宽，占树皮极大部分，外侧具少数石细胞群，纤维束切向排列成断续层带（硬韧带），有晶纤维。射线弯曲而细长。

2）粉末

呈鲜黄色。纤维鲜黄色，直径为 $16 \sim 38 \ \mu m$，常成束，周围细胞含草酸钙方晶，形成晶纤维；含晶细胞壁木化增厚。石细胞为鲜黄色，呈类圆形或纺锤形，直径为 $35 \sim 128 \ \mu m$，有的呈分枝状，枝端尖锐，壁厚，层纹明显；有的可见大型纤维状的石细胞，长度可达 $900 \ \mu m$。具有众多草酸钙方晶。

（三）理化鉴别

1. 沉香

取醇溶性浸出物蒸干，进行微量升华实验，得到黄褐色、香气浓郁的油状物质；在油状物中加入盐酸 1 滴和少量的香草醛，再滴加 $1 \sim 2$ 滴乙醇，逐渐显出樱红色，放置后颜色加深。

2. 黄柏

1）取黄柏断面，放置在紫外线灯（365 nm）下观察，可见其显亮黄色荧光。

2）取本品粉末 0.2 g，加入 1%醋酸甲醇溶液 40 mL，在 60℃下超声 20 分钟后进行过滤，滤液浓缩至 2 mL，作为供试品溶液待测；另取黄柏对照药材 0.1 g，加入 1%的醋酸甲醇溶液 20 mL，与上述同方法制成对照药材溶液。再取盐酸黄柏碱对照品，加入甲醇制成每 1 mL 含 0.5 mg 的对照品溶液。吸取上述三种溶液各 $3 \sim 5 \ \mu L$，分别在同一硅胶 G 薄层板上点板，用三氯甲烷：甲醇：水（30：15：4）的下层溶液作为展开剂。放置于氨蒸气饱和的展开缸内，进行展开，取出，晾干，喷上稀碘化铋钾试液。在供试品色谱中，与对照药材色谱和对照品色谱相应的位置上，应观察到显相同颜色的斑点。

五、注意事项

在观察茎木类中药的组织构造时，应特别注意木类中药应分别从三个方向的切面，即横切面、径向纵切面以及切向纵切面进行观察。皮类中药在性状鉴别时应注意观察药材的形状、内表面、外表面、断面以及气味方面的信息及特征。

六、思考题

1. 试述沉香的商品情况及鉴别特征。
2. 比较大血藤和鸡血藤在来源、形状以及功效方面有什么区别？

实验五　叶类及花类中药的鉴别

一、实验目的

1. 掌握番泻叶、大青叶、艾叶、金银花、丁香、红花等药材的性状鉴别特征。
2. 掌握番泻叶、大青叶、丁香、金银花、红花的显微鉴别特征。
3. 掌握番泻叶、大青叶、丁香、金银花、红花的理化鉴别方法。

二、实验原理

同本章实验二。

三、实验仪器与材料

生物显微镜、载玻片、盖玻片、镊子、解剖针、擦镜纸、吸水纸、刀片、培养皿、紫外线灯（365 nm）、试管、烧杯、乙醇灯、三脚架、量筒、微量升华装置等；蒸馏水、三氯甲烷、水合氯醛、稀甘油、乙酸乙酯、乙醇、三氯化铁、氢氧化钠等；番泻叶（药材、永久制片及粉末）、大青叶（药材、永久制片及粉末）、艾叶（药材）、金银花（药材及粉末）、丁香（药材、永久制片及粉末）、红花（药材及粉末）。

四、实验内容

（一）性状鉴别

1. 番泻叶

1）狭叶番泻叶

狭叶番泻叶叶片大多完整平坦，呈长卵形或卵状披针形，长为 1.5～5 cm，宽为 0.4～2 cm，叶端急尖并有锐刺，全缘，基部稍不对称。上表面呈黄绿色，下表面呈浅黄绿色，陈年叶片呈浅棕色。无毛或近无毛，叶脉稍隆起，有叠压线纹。革质。气微弱而特异，味微苦，稍有黏性。

2）尖叶番泻叶

尖叶番泻叶在性状上与狭叶番泻叶相似，二者的主要区别为：呈披针形或长卵形，略卷曲，叶端短尖或微凸，叶基不对称。上表面为浅绿色，下表面为灰绿色，两面均有细短毛茸。无叠压线纹。质较薄脆，微呈革质状。

2. 大青叶

大青叶药材大多数极其卷缩，完整叶片展平后为长椭圆形至长圆状倒披针形，有的破碎。叶片先端钝圆，全缘或微波状，基部渐狭下延成翼状叶柄，叶柄呈淡棕黄色；叶脉于叶背较明显。上表面为暗灰绿色，有时可观察到色较深、微突起的小点；叶片呈纸质。质脆。气微，味微酸、苦涩。

3. 艾叶

艾叶多皱缩、破碎，有短柄。完整的叶片展平后，叶片呈卵状椭圆形；羽状深裂，裂片呈椭圆形披针形，边缘具有不规则的粗锯齿。叶片上表面为灰绿色或深黄绿色，下表面密生灰白色绒毛。质地柔软，气清香，味苦。

4. 金银花

金银花呈棒状，上粗下细，稍微弯曲，长为 2～3 cm。表面黄白色或绿白色，密被短柔毛。花萼绿色，细小，先端 5 裂，裂片有毛。偶有开放者，花冠呈筒状，先端二唇形；雄蕊 5，附于筒壁，为黄色；雌蕊 1 个，柱头棒状。

5. 丁香

丁香略呈研棒状，长 1～2 cm。花冠圆球形，具有花瓣 4 片，膜质，呈覆瓦状抱合，棕褐色至黄褐色，花瓣内雄蕊和花柱，搓碎后可见众多黄色细粒状的花药。萼筒圆柱形，略扁，呈红棕色或棕褐色，萼先端四裂，裂片为三角形，呈十字状分开。质坚实，富油性。气芳香浓烈，味辛辣，有麻舌感。

6. 红花

红花为不带子房的管状花，长为 1～2 cm。表面红黄色或红色，花冠筒细长，先端 5 裂。雄蕊 5，花药聚合成筒状，黄白色；柱头为长圆柱形，顶端微分叉。质地柔软，气微香，味微苦。

（二）显微鉴别

1. 番泻叶

1）横切面

表皮细胞 1 列，呈类长方形，常含黏液质，外被角质层；下表皮均有气孔以及非毛腺。叶肉组织为等面型，均有 1 列栅栏细胞，上表面的栅栏组织通过主脉；下表面的栅栏组织较短，海绵组织细胞中常含有草酸钙簇晶。主脉维管束为外韧型，上下两侧均存在有微木化的中柱纤维束，并且纤维外侧的薄壁细胞中含草酸钙方晶或棱晶。

2）粉末

粉末为淡绿色或黄绿色；晶纤维多。非腺毛为单细胞，壁厚，具有疣状突起。草酸钙簇晶存在于叶肉薄壁细胞中。基部稍弯曲。皮细胞表面观呈多角形，垂周壁平直；上下表面均有气孔，气孔平轴式，副卫细胞多为 2 个，少为 3 个。

2. 大青叶

1）横切面

上下表皮均为 1 列切向延长的细胞，外被角质层。叶肉中栅栏组织 3～4 列，近长方形，与海绵组织的区分不明显。主脉维管束为 4～9 个，中间的 1 个较大，均为外韧型；每个维管束的上、下两侧均分布有厚壁组织。薄壁组织中具有含芥子酶的类圆形分泌细胞，略小于周围的薄壁细胞，呈类圆形，内含棕黑色颗粒状物质。

2）粉末

粉末绿褐色。上表皮细胞垂周壁近平直，外被角质层；下表皮细胞垂周壁略弯曲，略呈念珠状增厚。气孔在下表皮存在较多，为不等式，具共同的副卫细胞，一般为 3～4 个。叶肉细胞分化不明显，细胞中可观察到蓝色的靛蓝结晶，呈细小颗粒状或者片状，常聚集成堆。此外，在叶肉细胞中还可见橙皮苷样结晶。

3. 金银花

金银花粉末：浅黄色。花粉粒众多，呈黄色，类圆形，外壁表面具细密短刺和圆形细颗粒状雕纹，具 3 孔沟。具有两种腺毛，一种为头部呈倒圆锥形，顶部略平坦，侧面观由 10～30 个细胞排成 2～4 层；另一种为头部类圆形或者略扁圆形，由 4～20 个细胞组成，腺柄为 2～4 个细胞。腺毛头部细胞含黄棕色分泌物。非腺毛单细胞有两种，一种为长而弯曲，壁薄，壁疣明显；另一种则较短，壁较厚，具壁疣，少数具单或双螺纹。草酸钙簇晶细小。

4. 丁香

1）横切面

表皮细胞 1 列，具有较厚角质层和气孔。皮层外侧有散在 2～3 列径向延长的椭圆形油室，排成环状，其下有小型双韧维管束 20～50 个，断续排列成环，维管束外围有少数中柱鞘纤维，壁厚，木化。内侧为数列薄壁细胞构成的通气组织，具有大型腔隙。中央轴柱薄壁组织间有散在细小维管束多数，为 15～17 个，呈环列状，薄壁细胞较小，内含众多细小草酸钙簇晶。

2）粉末

粉末为暗红棕色。花粉粒众多，极面观呈三角形，赤道面观呈双凸镜形，具 3 副合沟，角端各有 1 个萌发孔，呈无色或淡黄色。油室众多，大多破碎，含黄色油状物。纤维大多单个散在，呈梭形，顶端钝圆，壁较厚，微木化。薄壁细胞中含草酸钙簇晶极多，往往成行排列。香气浓郁。

5. 红花

红花粉末：橙黄色。花粉粒为类圆形、椭圆形或橄榄形，具有萌发孔 3 个。具有长管状分泌细胞，常位于导管旁，内含黄棕色至红棕色分泌物。花冠顶端表皮细胞外壁突起，呈短绒毛状。柱头及花柱上部表皮细胞分化成圆锥形单细胞毛，先端较尖或稍钝。薄壁细胞中含草酸钙方晶。

（三）理化鉴别

1. 番泻叶

取番泻叶粉末的稀醇浸出液，滴于滤纸上，晾干，置紫外线灯（365 nm）下观察，可见棕红色荧光（检查蒽醌类）。

2. 大青叶

1）取大青叶粉末少许，进行微量升华实验，收集升华物进行镜检，可观察到蓝色或紫红色细小针状、片状或簇状的结晶。

2）取大青叶粉末水浸液，在紫外线灯（365 nm）下进行观察，呈现蓝色荧光。

3. 金银花

取金银花粉末 0.2 g，加入甲醇 5 mL，放置 12 小时后进行过滤，取滤液作为供试品溶液。另取绿原酸对照品适量，加入甲醇制成浓度为每 1 mL 含 1 mg 的溶液，作为对照品溶液。吸取供试品溶液 10 ～ 20 μL、对照品溶液 10 μL，分别点于同一硅胶薄层板上，展开剂为乙酸丁酯：甲酸：水（7：2.5：2.5）的上层溶液，进行展开，取出，晾干，置于紫外线灯（365 nm）下进行检视。在供试品色谱中，与对照品色谱相应的位置上，应该显相同颜色的荧光斑点。

4. 丁香

取本品粉末 0.8 g，置于小试管中，加入三氯甲烷 2 mL，浸渍 5 分钟后，吸取三氯甲烷浸液 2 ～ 3 滴滴于载玻片上，迅速加入 3% 氢氧化钠的氯化钠饱和液 1 滴，加盖玻片后，稍等片刻，随后镜检可观察到簇状细针形丁香酚钠结晶（检查香酚）。另取三氯甲烷液上清液蒸干后，加入 2 mL 乙醇以及 1 滴三氯化铁试液，呈暗绿色。

5. 红花

取本品 1 g，加 10 mL 稀乙醇浸渍，倾取浸出液，在浸出液中悬挂一张滤纸条，5 分钟后将滤纸条放入水中，随即取出，滤纸条上部应显淡黄色，下部显淡红色（检查红花苷以及红花醌苷）。

五、注意事项

叶类药材性状鉴别的要点是观察供试药材的状态、形状、长度及宽度、颜色、质地、叶柄、叶基、叶缘、叶脉、气、味等特征；花类药材性状鉴别的要点是观察供试品的药用部位和形状、颜色、大小、质地、表面气味等特征。完整的花类药材应注意观察花萼、花冠、雄蕊群以及雌蕊群；花序需注意观察花序类别、总苞或苞片；菊科植物还需关注到花序托的形状、有无被毛等性状。同时，花粉粒在花类药材的显微鉴别中非常重要，主要关注其形状、大小、萌发孔数目等特征。

六、思考题

1. 红花与藏红花有什么区别？
2. 植物腺毛和非腺毛的结构和功能有什么差异？

实验六　果实类及种子类中药的鉴别

一、实验目的

1. 掌握五味子、吴茱萸、小茴香、山楂、陈皮、砂仁、栀子、槟榔等药材的性状鉴别特征。
2. 掌握五味子、小茴香、砂仁、槟榔的显微鉴别特征。
3. 掌握小茴香、砂仁、栀子、槟榔的理化鉴别方法。

二、实验原理

同本章实验二。

三、实验仪器与材料

生物显微镜、载玻片、盖玻片、镊子、解剖针、擦镜纸、吸水纸、刀片、培养皿、紫外线灯（365 nm）、试管、烧杯、乙醇灯、三脚架、量筒、微量升华装置等；水合氯醛、甘油、乙醇、环己烷、5% 香草醛硫酸溶液、乙酸乙酯、盐酸、碘化铋钾试液、硝酸、乙醚、7% 盐酸羟胺甲醇溶液、1% 三氯化铁乙醇溶液、20% 氢氧化钾乙醇溶液、5% 硫酸溶液、乙酸龙脑酯对照品；五味子（药材、永久制片及粉末）、吴茱萸（药材）、小茴香（药材、永久制片及粉末）、山楂（药材）、陈皮（药材）、砂仁（药材、永久制片及挥发油）、栀子（药材及粉末）、槟榔（药材及粉末）。

四、实验内容

（一）性状鉴别

1. 五味子

五味子习称为"北五味子"，呈不规则的圆球形或扁球形，直径为 5 ～ 8 cm。表面为紫红色或暗红色，有的表面呈现出黑红色或被"白霜"，有网状皱纹，显油性。果肉柔软，黏韧，气弱，味酸。内含种子1～2枚，呈肾形，表面为棕黄色，种皮硬脆，易破碎，破碎后有香气，味辛、微苦。

2. 吴茱萸

吴茱萸呈球形或略呈扁球形，直径2～5 mm，表面暗黄绿色至褐色，较为粗糙。顶端平，中间有凹窝及5条小裂缝，裂成五角星状，基部残留有果梗，被黄色茸毛。横切面可观察到子房5室，每室含有1粒种子。气芳香浓郁，味辛辣、苦。

3. 小茴香

小茴香双悬果呈长圆柱形，两端稍尖，表面黄绿色或淡黄色，光滑，长为0.4～0.8 cm，宽为2～4 mm，顶端残留有黄棕色突起的花柱基。果实极易分离为两个小分果。分果呈长椭圆形，背面具5条微隆起的纵棱线，腹面微平，断面边缘波状较硬，中心为灰白色，具有油性。气特异芳香，具甜香气，味微甜、辛。

4. 山楂

山楂为圆形横切片，皱缩不平，大多卷边。外皮红色，有细皱纹，以及灰白色小点。果肉深黄至浅棕色。中部横切面具5粒浅黄色果核，但大多已脱落而中空。气微清香，味酸微甜。

5. 陈皮

陈皮常剥成数瓣，在基部相连，呈不规则片状，厚1～4 mm。外表面为橙黄或红棕色，有细皱纹和圆形小凹点（油室）。内表面黄白色，粗糙，呈海绵状，附着有黄白色或黄棕色的筋络状维管束。质柔软不易折断。味辛、微苦。

6. 砂仁

1）阳春砂、绿壳砂

阳春砂、绿壳砂呈卵圆形或椭圆形，具有不明显的三棱。外表棕色至深棕色或棕褐色，隐约可见有网状突起的纹理及密生短（维管束）。果皮薄而软，容易纵向撕裂。种子呈棕红色或暗褐色，外被淡棕色膜质假种皮，集结成团，圆形或长圆形，具三钝棱，中具白色隔膜，将种子团分为3瓣，每瓣种子5～26粒。种子质坚硬，种仁黄白色。气芳香浓烈，味辛凉、微苦。

2）海南砂

海南砂有明显的三棱，呈长椭圆形或卵圆形，长为1.5～2 cm，直径为0.8～1.2 cm。表面被片状、分枝的软刺。果皮厚而硬。种子团较小，每瓣有种子3～24粒；气味稍淡。

7. 栀子

栀子呈长卵圆形或者椭圆形，表面为红黄色或棕红色，有6条翅状纵棱，棱间常见1条明显的纵脉纹，并伴有分枝；顶端残留有萼片，基部存在果柄痕。果皮薄脆。种子集结成团，呈深红色或红黄色，表面具有密集而细小的疣状突起。味微酸而苦。

8. 槟榔

槟榔呈圆锥形或者扁圆球形，外皮为黄棕色至红棕色，较为粗糙，具稍微凹陷的网状浅沟纹；基部中央有珠孔（表现为凹窝），在珠孔侧面具一新月形或三角形疤痕，为种脐。质坚硬，不易破碎，断面为棕白相间的大理石样纹理。气微，味涩，微苦。

（二）显微鉴别

1. 五味子

1）横切面

外果皮为 1 列方形或者长方形表皮细胞，壁稍厚，外被角质层，有散在油细胞；中果皮有十余层薄壁细胞，细胞切向延长，内含淀粉粒、散在小型外韧型维管束十余个；内果皮为小型薄壁细胞 1 列；种皮最外层为径向延长的石细胞 1 列，呈栅栏状，壁厚，密具细小孔沟和纹孔，其下是数列类圆形、三角形或多角形的石细胞，壁厚，孔沟和纹孔较大，最内侧的石细胞形状不规则，壁较薄；石细胞下方是数列较小的薄壁细胞。油细胞径向延长 1 层，内含棕黄色挥发油。种皮内表皮为 1 列小细胞，略厚；胚乳细胞为多角形，其内含脂肪油和糊粉粒。

2）粉末

种皮表皮石细胞表面观呈多角形或稍长，大小颇均匀，壁厚，孔沟极细密，胞腔小，内含深棕色物质。种皮内皮层细胞为类圆形、多角形或不规则形，壁稍厚，胞腔与纹孔较大；果皮表皮细胞表面观为多角形，排列较为紧密整齐，表面具有微细的角质线纹，内含颗粒状色素物质，表皮中有散在类圆形或多角形的油细胞。胚乳细胞呈多角形，壁薄，内含脂肪油和糊粉粒。

2. 小茴香

1）横切面

外果皮为 1 列扁平细胞，外被角质层；中果皮背面的每二棱线间各有 1 个油管，共有 6 个油管。油管略呈椭圆形，四周为多数红棕色的扁小分泌细胞。内果皮为 1 列扁平细胞，长短不一（细胞镶嵌状排列），含棕色物质；种内胚乳细胞为多角形，含多数细小糊粉粒，每个糊粉粒中含有细小草酸钙簇晶。

2）粉末

网纹细胞为棕色，壁颇厚，木化，具有卵圆形网状壁孔；油管黄棕色至深红棕色，通常已经破碎。分泌细胞为扁平多角形；内胚乳细胞为多角形，无色，壁颇厚，含多数糊粉粒，每一糊粉粒中含细小簇晶 1 个。

3. 砂仁

阳春砂横切面：假种皮易脱落，有时残存；种皮表皮细胞为 1 列，外被有角质层；表皮下是 1 列含棕红色或棕色物质的色素细胞；油细胞层为 1 列油细胞，内含黄色油滴；其下面是色素层，为数列多角形棕色细胞，不规则排列；内种皮为内壁及侧壁，特厚，胞腔偏于外侧，内含硅质块。外胚乳细胞较大，呈多角形，排列不规则，内含淀粉粒。内胚乳中央为胚，细胞小，呈多角形。

4. 槟榔

槟榔粉末：种皮石细胞为纺锤形、长方形或多角形，胞腔内含有红棕色物质；内胚乳细胞极多，大多破碎，完整的呈不规则多角形或者类方形，纹孔较多，体积较大，呈类圆形或矩圆形；外胚乳细胞为多角形、长条状或类方形，胞腔内多数充满红棕色至深棕色物质。

（三）理化鉴别

1. 小茴香

取本品粉末 0.5 g，加入适量乙醚冷浸 1 小时后过滤，取滤液浓缩至 1 mL，随后加入 7% 盐酸羟胺甲醇溶液 2～3 滴，以及 20% 氢氧化钾乙醇溶液 3 滴，进行水浴微热，加热完毕，冷却后使用盐酸调 pH 值 3～4，然后加入 1～2 滴 1% 三氯化铁乙醇溶液，显紫色。

2. 砂仁

取本品挥发油，加入乙醇制成浓度为每 1 mL 含 20 μL 的溶液，作为供试品溶液。另取乙酸龙脑酯对照品，加入乙醇制成浓度为每 1 mL 含 10 μL 的溶液，作为对照品溶液。取上述两种溶液各 1 μL，在同一硅胶 G 薄层板点板，展开剂为环己烷：乙酸乙酯（22：1），进行展开，取出后晾干，喷 5% 香草醛硫酸溶液，热风吹数分钟后进行检视。在供试品色谱中，与对照品所在相应的位置上，应显相同的紫红色斑点。

3. 栀子

取本品粉末 0.2 g，加入 5 mL 水，水浴加热 3 分钟，滤过。取 5 滴滤液，置蒸发皿中，蒸干后加入 1 滴浓硫酸，即刻显蓝绿色，后迅速转变为褐色，继而转为紫褐色（检查西红花素）。

4. 槟榔

取本品粉末 0.5 g，加入 3～4 mL 水，再加入 5% 硫酸 1 滴，微热数分钟后进行过滤。取 1 滴滤液滴于载玻片上，加入 1 滴碘化铋钾试液，即刻浑浊，放置过后，在显微镜下进行观察，发现有石榴红色的球晶或方晶产生（检查槟榔碱）。

五、注意事项

糊粉粒是鉴别种子类中药的重要标志，因为在植物器官中只有种子中含有糊粉粒，其大小、形状以及构造通常因植物种类不同而产生差异，因此在鉴定学中具有重要意义。

六、思考题

1. 鉴别果实类中药应该注意哪些方面？

2. 成熟种子的构造是什么样的?

3. 山楂与野山楂有什么区别?

实验七 全草类中药的鉴别

一、实验目的

1. 掌握麻黄、仙鹤草、紫花地丁、金钱草、广藿香、薄荷、青蒿等药材的性状鉴别特征。

2. 掌握麻黄、广藿香、薄荷的显微鉴别特征。

3. 掌握麻黄、薄荷的理化鉴别方法。

二、实验原理

同本章实验二。

三、实验仪器与材料

生物显微镜、载玻片、盖玻片、镊子、解剖针、擦镜纸、吸水纸、刀片、培养皿、紫外线灯（365 nm）、乙醇灯、三脚架、试管、烧杯、量筒、挥发油测定器、电热套等；蒸馏水、乙醇、香草醛、硫酸、稀盐酸、氨水、三氯甲烷、二硫化碳、氨制氯化铜试液；麻黄（药材、永久制片及粉末）、仙鹤草（药材）、紫花地丁（药材）、金钱草（药材）、广藿香（药材、永久制片及粉末）、薄荷（药材、永久制片及粉末）、青蒿（药材）。

四、实验内容

（一）性状鉴别

1. 麻黄

麻黄药材商品因来源不同分为草麻黄、中麻黄、木贼麻黄 3 种。

1）草麻黄

本品为细长圆柱形，具纵棱脊，有粗糙感，少分枝，表面淡绿色至黄绿色，节明显，节间长 2～6 cm。节上膜质鳞叶先端大多 2 裂，裂片呈锐三角形，先端反曲，基部联合成筒状，为红棕色。折断面略呈纤维性，髓部为红棕色。

2）中麻黄

分枝较多，有粗糙感，节间长 2～6 cm，节上膜质鳞叶先端多 3 裂片，裂片呈锐三角形。

3）木贼麻黄

多分枝，无粗糙感，节间长 1.5～3 cm，节上膜质鳞叶先端多 2 裂，裂片呈短三角形，先端多不反曲。

2. 仙鹤草

本品全体被白色柔毛；茎基部为圆柱形，木质化，呈淡红棕色，上部为方柱形，呈绿褐色，四周略微凹陷，有纵沟和棱线，节明显，质硬，体轻，容易折断，断面中空。叶为奇数羽状复叶互生，大小相间生于叶轴之上，完整的小叶展平后为卵圆形，边缘具锯齿；总状花序较为细长，萼筒上部具钩刺，偶尔能见其花和果。气微，味微苦。

3. 紫花地丁

本品主根为长圆锥形。叶基生，灰绿色，叶片湿润展开后，呈披针形或卵状披针形，基部截形或稍心形，稍下延成翅，边缘具钝锯齿；两面有毛；花茎纤细，呈紫色或淡棕色，花瓣 5，为紫堇色或淡棕色。花距细管状，蒴果椭圆形通常为 3 裂，内含种子多数，淡棕色。

4. 金钱草

本品常缠结成团，无毛或被疏柔毛。茎暗棕红色，细长、扭曲。叶对生，展平后呈卵形或心脏形，全缘，用水浸后，对光透视可见黑色或棕色条纹；有的叶腋具长柄的单花，花为黄色。

5. 广藿香

嫩茎略呈方柱形，密被柔毛，老茎为类圆柱形，被灰褐色栓皮。叶对生，下部常脱落，完整叶为卵形，边缘具不整齐钝锯齿，两面均被茸毛。香气特异。

1）石牌广藿香

枝条瘦小，呈灰黄色或灰褐色。叶片较小而厚，为暗绿褐色。

2）海南广藿香

枝条粗壮，呈灰棕色至浅紫棕色。叶片较大而薄，为浅棕褐色。

6. 薄荷

茎多呈方柱形，表面紫棕色或淡绿色，棱角处具茸毛。叶对生，多卷缩或破碎，上表面深绿色，下表面灰绿色，完整者呈长椭圆形或卵形，具锯齿缘，稀被茸毛，有凹点状腺鳞。揉搓叶片，具有特殊的清凉香气。

7. 青蒿

茎呈圆柱形，表面黄绿色或棕黄色，具纵棱线。叶互生，呈暗绿色或棕绿色，完整叶展开后为三回羽状深裂，两面被短毛，气香特异。味微苦。

（二）显微鉴别

1. 麻黄

1）草麻黄横切面

表皮细胞呈类方形，外被较厚的角质层；两棱线间具下陷气孔。棱线处具非木化的下皮纤维束，壁厚。皮层宽广，具纤维束散在。维管束为外韧型，8～10个。形成层环类圆形。韧皮部狭小，其外具新月形纤维束；木质部呈三角形。髓部的薄壁细胞常含棕红色块状物，偶具环髓纤维。本品表皮细胞外壁、皮层薄壁细胞及纤维均有多数细小草酸钙方晶或砂晶。

2）中麻黄横切面

具维管束12～15个。形成层为环类三角形。环髓纤维成束或呈单个散在。

3）木贼麻黄横切面

具维管束8～10个。形成层为环类圆形。无环髓纤维。

4）草麻黄粉末

表皮细胞呈长方形，外壁含草酸钙砂晶。气孔特异，内陷，侧面保卫细胞呈哑铃形或呈电话听筒形。角质层极厚。纤维多成束，有的木化，壁上附有细小众多的砂晶和方晶，形成嵌晶纤维。皮层薄壁细胞类圆形，有的木化。导管分子端壁具多数穿孔板。棕色块散在。

2. 广藿香

1）横切面

表皮细胞1列，具有刺状突起的多细胞非腺毛以及腺磷。皮层薄壁组织中具大型细胞间隙，内有纵向排列的单细胞头的间隙腺毛，内有黄色至黄绿色挥发油，柄极短。纤维成束。韧皮部较为狭窄。导管、木薄壁细胞和木纤维组成木质部，均木化。薄壁细胞中含草酸钙针晶束和片状结晶，偶见淀粉粒。

2）叶片粉末

表皮细胞呈不规则形，壁薄弯曲，基部表皮细胞清晰；气孔直轴式。非腺毛由1～6个细胞组成，平直或弯曲，壁上具疣状突起。腺鳞由8个细胞组成，头部扁球形，柄单细胞，极短。单细胞间隙腺毛呈不规则囊状，见于栅栏组织或薄壁组织间隙中。草酸钙针晶细小，散在。

3. 薄荷

1）茎横切面

四方形。表皮1列长方形细胞，外被角质层，具有扁球形腺鳞、单细胞头的腺毛以及非腺毛；皮层为排列疏松的数列薄壁细胞；维管束四角处较为发达，与相邻两角间具有数个小维管束。韧皮部细胞狭窄。形成层成环。木质部射线宽窄不一，在四棱处发达；髓部由大型薄壁细胞组成，中心常有空隙。薄壁细胞中含有橙皮苷结晶。

2）粉末

腺鳞的腺头由8个分泌细胞排列成辐射状，腺柄极短，为单细胞，四周表皮细胞呈辐射状排列。非腺毛由2～8个细胞组成，常弯曲，壁厚，微具疣状突起。表皮细胞壁薄，内含淡黄色针簇状橙皮苷结晶，下表皮多见直轴式气孔。

（三）理化鉴别

1.麻黄

1）荧光检查

取草麻黄药材纵剖面，置于紫外线灯（365 nm）下观察，可观察到边缘显亮白色荧光，中心则显亮棕色荧光。

2）化学定性

取本品粉末约0.2 g，加入5 mL水与1～2滴稀盐酸，煮沸2～3分钟后滤过。滤液置于分液漏斗中，加入氨试液数滴使滤液呈碱性，再加入5 mL三氯甲烷，充分振摇提取。取三氯甲烷液，置于2支试管中，一管加入氨制氯化铜试液和二硫化碳试液各5滴，振摇后静置，可观察到三氯甲烷层显深黄色；另一管为空白对照组，采用三氯甲烷代替二硫化碳加入5滴，振摇后，可观察到三氯甲烷层无色或显微黄色。

2.薄荷

1）化学定性

取叶粉末少许，进行微量升华，得油状物，加入硫酸2滴和香草醛，可见少量结晶，初显黄色至橙黄色，再加入1滴水，即变为紫红色。

2）挥发油含量测定

本实验采用《中国药典》规定的甲法对薄荷中所含挥发油含量进行测定。取切成5 mm小段的薄荷100 g，置于烧瓶中，加入水约600 mL及防止爆沸的玻璃珠数粒，振摇混合后，装配好挥发油测定器与回流冷凝管。从冷凝管上端加水使其充满挥发油测定器的刻度部分，并溢出流入烧瓶时为止。将装置放置在电热套中或用其他适宜方法缓缓加热样本至沸腾，并保持微沸约3小时，至测定器中油量不再增加时即可停止加热。放置片刻，打开测定器下端活塞，缓缓放出水，至油层上端到达刻度"0"线上面5 mm处为止。随后，放置1小时以上，再打开活塞让油层下降至其上端恰好与刻度"0"线平齐，此时读取挥发油量，并基于该数据计算供试品中挥发油的含量（%）。

五、注意事项

1.薄荷等唇形科植物全草类药材，在其显微特征中通常能够观察到直轴式气孔、腺毛、腺鳞和非腺毛，在实验过程中需要注意仔细观察。

2.理化鉴别中需要使用到不同的化学试剂，在实验中注意实验操作安全。

六、思考题

1.麻黄理化鉴别实验的反应机理是什么？

2.腺毛和非腺毛存在于植物的什么部位或组织？它们是如何发生的？

实验八 藻、菌、地衣、树脂及其他类的中药鉴别

一、实验目的

1.掌握茯苓、猪苓、五倍子、冬虫夏草、乳香、没药、青黛、血竭、安息香等中药的性状鉴别特征。

2.掌握茯苓、猪苓、冬虫夏草、五倍子的显微鉴别特征。

3.掌握茯苓、猪苓、五倍子、乳香、没药、青黛、血竭的理化鉴别方法。

二、实验原理

树脂类药材通常是植物体的代谢产物或者分泌物，大多为固体，不溶于水，易溶于有机溶剂，常根据其物理化学性质的不同进行理化实验开展鉴别，如乳香、没药、血竭等。余同本章实验二。

三、实验仪器与材料

生物显微镜、载玻片、盖玻片、镊子、解剖针、擦镜纸、吸水纸、刀片、培养皿、紫外线灯（365 nm）、乙醇灯、三脚架、试管、烧杯、量筒、电炉、水浴锅、研钵、石棉网等；蒸馏水、乙醇、乙醚、水合氯醛、稀甘油、稀盐酸、硝酸、碘试液、碘化钾碘试液、香草醛、1%三氯化铁溶液、1%香草醛硫酸溶液、氢氧化钠溶液、10%酒石酸锑钾溶液；茯苓（药材及粉末）、猪苓（药材及粉末）、五倍子（药材及粉末）、冬虫夏草（药材及永久制片）、乳香（药材及粉末）、没药（药材及粉末）、血竭（药材及粉末）、青黛（药材）、安息香（药材）。

四、实验内容

（一）性状鉴别

1. 茯苓

1）茯苓个

呈类球形、椭圆形、扁圆形或不规则团块状，大小不一。外皮薄，且粗糙，呈棕褐色至黑褐色，具明显的皱缩纹理。体重，质坚实，断面颗粒性，部分具有裂隙，外层为淡棕色，内部白色，少数呈淡红色。气微，味淡，嚼之粘牙。

2）茯神

呈方块状，其中附有切断的一块茯神木，质坚实，色白。

3）茯苓皮

为削下的茯苓外皮。形状不定，大小不一，外表面棕褐色至黑褐色，内面为白色或淡棕色，体软质松，略有弹性。

4）茯苓块、片

为去皮后切制的茯苓，呈块、片状，呈白色、淡红色或淡棕色，大小不一，平滑细腻。

2. 猪苓

本品呈条形、类圆形、块状或扁块状，表面呈黑色、灰黑色或棕黑色，皱缩或有瘤状突起。体轻，质致密而硬，能浮于水面，断面呈类白色或黄白色，细腻，略呈颗粒状。气微、味淡。

3. 五倍子

1）肚倍

呈长圆形或纺锤形囊状，外表面灰褐色至淡棕色，微被淡黄色柔毛，长为 $2.5 \sim 9\,cm$，直径为 $1.5 \sim 4\,cm$。质硬而脆，易破碎。断面呈角质状，壁厚，具光泽，内壁平滑，有黑褐色死蚜虫和灰色粉末状排泄物。气特异，味涩。

2）角倍

呈菱形，具有不规则角状分枝，较为明显被灰白色柔毛，壁较薄，其他特征同肚倍。

4. 冬虫夏草

虫体似蚕，有环纹，表面深黄色至黄棕色，头部红棕色，质脆，容易折断，断面为淡黄白色。子座为细长圆柱形，上部稍膨大，表面为深棕色至棕褐色，质柔韧，断面呈类白色。气微腥，味微苦。

5. 乳香

本品呈长卵形滴乳状、泪滴样或不规则小块，有的黏合成大小不等的团块。表面淡黄色，半透明而有光泽。质坚脆，遇热则软化。破碎面具玻璃样或蜡样光泽。气微芳香，味微苦，嚼之具砂粒感，随即软化为胶块粘牙，唾液呈乳白色，微有香辣感。

6. 没药

1）天然没药

为不规则颗粒状或粘连成团块，大小不等。表面呈黄棕色或红棕色，表面粗糙，被有黄色粉尘。质坚脆，破碎面呈不规则颗粒状，无光泽。气微而芳香，味苦而微辛。

2）胶质没药

为不规则块状或颗粒状，大多黏结成团块，大小不等。表面呈棕黄色至棕褐色，不透明，质地坚实，有的疏松。具特异香气，味苦，有黏性。

7. 血竭

通常分为原装血竭和加工血竭，有国产血竭及进口血竭之分。

1）原装血竭

呈扁圆形或不规则块状物，大小不等。表面暗红色、红色或砖红色，大多粗糙，有光泽；质脆，易碎，破碎面有的具光泽。根据品质的不同，有时可见果实、鳞片等少量杂质，属正常现象。无臭、味淡、口嚼不溶。

2）加工血竭

略呈扁圆四方形或长方砖状。外表面呈暗红色或黑红色，有光泽，常附有因摩擦而产生的红粉。体坚，质脆，破碎面为黑红色，具光亮，研粉则成为血红色。无臭、味淡、口嚼不溶。

8. 青黛

本品为深蓝色粉末，体轻，容易飞扬；有的呈不规则多孔性团块或颗粒，用手搓捻之即成细粉末。微有草腥气味，味淡。

9. 安息香

本品分为自然出脂及人工割脂。自然出脂呈不规则的小块，稍扁平，或常黏结成团块。外表面橙黄色，具蜡样光泽；人工割脂呈不规则的圆柱状、扁平块状，外表面灰白色至淡黄白色。质脆，易碎，断面平坦，破碎面呈白色，放置后，表面与破碎面均渐变为淡黄棕色至红棕色。加热则软化。气芳香，味微辛，嚼之有砂粒感。

（二）显微鉴别

1. 茯苓

茯苓粉末：呈灰白色，不规则颗粒状团块和分枝状团块。用水装片镜检，则可观察到无色不规则颗粒状团块或末端钝圆的分枝状团块。遇水合氯醛或5%氢氧化钾溶液，可见团块融化露出菌丝，菌丝细长，内层菌丝无色，外层菌丝淡棕色，稍弯曲，有分枝。本品不含淀粉粒及草酸钙晶体。

2. 猪苓

猪苓粉末：本品呈灰黄白色。菌丝团大多无色，少数呈棕色。菌丝细长而散在、弯曲，有的可见横隔，有分枝和结节状膨大部分。可见草酸钙方晶，大多呈正方八面体、规则双锥八面体或者不规则多面体，有时可观察到数个结晶聚集在一起。

3. 五倍子

五倍子粉末：本品呈灰绿色至灰棕色。其中可观察到众多非腺毛，多数 1 ～ 4 个细胞，有的顶端弯曲呈鸟喙状；薄壁细胞中含有糊化淀粉粒，具有黄棕色的树脂道碎片和树脂块，可见少量草酸钙簇晶。螺纹导管，直径为 10 ～ 15 μm。

4. 冬虫夏草

冬虫夏草子实体头部横切面：呈类圆形。周围由 1 列子囊壳组成，子囊壳大部分陷入子座中，先端则突出于子座之外，呈卵形或椭圆形。子囊壳内具有多数长条状的线形子囊，每一子囊内含有 2 ～ 4 个具隔膜的子囊孢子。子座中央具丰富菌丝，其间有裂隙。子座先端不育部分无子囊壳。

（三）理化鉴别

1. 茯苓

1）多糖显色反应

取本品粉末少许，加入 1 滴碘化钾碘试液，显深红色。

2）淀粉或糊精反应

取本品粉末，加水煮沸，加 3 滴碘试液，溶液黄色，不得显蓝色或紫红色；取本品粉末少量，加氢氧化钠溶液，搅拌，呈黏胶状。

2. 猪苓

多糖显色反应：取本品粉末少许，加入 1 滴碘化钾碘试液，显棕褐色；取本品粉末 1 g，加入 10 mL 稀盐酸，置水浴锅上煮沸 15 分钟，搅拌，可见呈黏胶状；取本品粉末少量，加入氢氧化钠溶液，搅拌，呈悬浮状。

3. 五倍子

五倍子鞣质反应：取本品粉末 0.5 g，加入 4 mL 水，稍微加热，滤过。取滤液 1 mL，加入 1 滴三氯化铁试液，应见形成黑色沉淀；另取滤液 1 mL，加入 2 滴 10% 酒石酸锑钾溶液，形成白色沉淀。

4. 乳香

取本品粉末，点燃，少量燃烧时显油性，可见冒黑烟，有香气；取本品少量，加水研磨，呈白色或黄白色乳状液。

5. 没药

取本品粉末 0.1 g，加入 3 mL 乙醚，振摇后过滤，取滤液置蒸发皿中，挥尽乙醚，残留液体呈黄色，滴加硝酸，显褐紫色；取本品粉末少量，加入数滴香草醛试液，天然没药立即显红色，随后变为红紫色；胶质没药立即显紫红色，随后变为蓝紫色。

6. 青黛

取本品少量，使用微火灼烧，可见紫红色的烟雾产生；取本品少量，滴加硝酸后产生气泡，显棕红色或黄棕色。

7. 血竭

取本品粉末少量，放置在白纸上，隔纸用火烘烤即熔化，但无扩散的油迹，对光照视可观察到鲜艳的红色。以火燃烧则产生呛鼻的烟气。

五、注意事项

本实验中的理化鉴别实验部分涉及加热燃烧，在实验室开展试验时需注意实验安全，避免烫伤、烧伤。

六、思考题

1. 如何区分茯苓与猪苓？
2. 试述树脂的溶解性和加热反应。
3. 冬虫夏草的主产地在哪里？它是如何形成的？
4. 进口血竭与国产血竭有何不同？

实验九　动物类中药的鉴别

一、实验目的

1. 掌握地龙、蟾酥、麝香、鹿茸、牛黄、珍珠、金钱白花蛇、蕲蛇、乌梢蛇等药材的性状鉴别特征。
2. 掌握蟾酥、麝香、珍珠的显微鉴别特征。
3. 掌握蟾酥、麝香、鹿茸、牛黄、珍珠的理化鉴别方法。

二、实验原理

同本章实验二。

三、实验仪器与材料

生物显微镜、载玻片、盖玻片、镊子、解剖针、擦镜纸、吸水纸、刀片、培养皿、紫外线灯（365 nm）、乙醇灯、三脚架、试管、烧杯、量筒、电磁炉、水浴锅、研钵、石棉网等；蒸馏水、水合氯醛、甘油、硫酸、盐酸、碘试液、甲醇、乙醇、三氯甲烷、醋酐、对二甲氨基苯甲醛、10% 硫酸乙醇溶液、2% 茚三酮丙酮溶液、甘氨酸、正丁醇、冰醋酸、胆酸、去氧胆酸、氢氧化钡、异辛烷、醋酸乙酯；地龙（药材）、蟾酥（药材及粉末）、麝香（药材及粉末）、鹿茸（药材及粉末）、牛黄（药材及粉末）、珍珠（药材及粉末）、金钱白花蛇（药材）、蕲蛇（药材）、乌梢蛇（药材）。

四、实验内容

（一）性状鉴别

1. 地龙
本品为长条状薄片，边缘稍卷。全体具有明显的环节，背部呈棕褐色至紫灰色，腹部为浅黄棕色；第 14 ～ 16 环节是生殖环带，习称"白颈"。

2. 蟾酥
本品呈扁圆形团块或饼状。棕褐色或红棕色。团块状的质地坚硬，不易折断，断面呈棕褐色，微有光泽；片状者质地较为酥脆，易破碎，断面呈红棕色，为半透明状。粉末嗅之作嚏。

3. 麝香
1）毛壳麝香

为扁圆形或者类椭圆形的囊状体，厚度为 2 ～ 4 cm，直径为 3 ～ 7 cm。开口面的皮呈革质，为棕褐色，略平，密生白色或灰棕色的短毛，从两侧围绕中心进行排列，中间可见一小囊孔。另一面则为棕褐色，略带紫色皮膜，微微皱缩，偶见肌肉纤维，略微有弹性，剖开后可见中层皮膜为棕褐色或灰褐色，呈半透明状，内层皮膜为棕色，可见其内含颗粒状、粉末状的麝香仁，以及少量细毛和脱落的内层皮膜（习称"银皮"）。

2）麝香仁

野生的麝香仁质地软，油润，疏松；其中，呈不规则圆球形或颗粒状者，表面多为紫黑色，油润光亮，微微可见麻纹，断面呈深棕色或黄棕色，习称为"当门子"；粉末状的麝香仁多呈棕褐色或黄棕色，并且能够见到少量脱落的内层皮膜和细毛。家养（饲养）的麝所产的麝香仁多呈颗粒状、短条状或不规则条状，表面不平坦，呈紫黑色或深棕色，微有光泽，显油性，可见少量细毛及脱落的内层皮膜。气香浓烈而特异，味微辣、苦且带咸。

4. 鹿茸
1）花鹿茸

本品呈圆柱状分枝。具有 1 个分枝的习称"二杠"，其主枝习称"大挺"，长

17 ～ 20 cm，枝顶钝圆；距离锯口约 1 cm 处分出侧枝，习称为"门庄"。外皮红棕色或棕色，多光润，外表面密被红黄色或棕黄色细茸毛。分岔间有 1 条灰黑色筋脉。锯口面为黄白色，外围无骨质，中间密布蜂窝状细孔。具 2 个分枝者习称为"三岔"，"大挺"长 23 ～ 33 cm，直径较"二杠"细，稍微呈弓形而微扁，枝端略尖。外皮红黄色，被较稀疏而粗的茸毛。体轻。气微腥，味微咸。

2）马鹿茸

本品较花鹿茸粗大，且分枝较多，具有 1 个侧枝的称为"单门"，具有 2 个侧枝的习称"莲花"，具 3 个侧枝的习称"三岔"，具 4 个或更多侧枝的习称"四岔"。按照产地分为"东马鹿茸"和"西马鹿茸"。"东马鹿茸"的"单门"外皮灰黄色，被灰褐色或灰黄色茸毛，锯口面外皮较厚，呈灰黄色，中部密布细孔，质地嫩。"莲花"锯口面蜂窝状小孔稍大。"三岔"外皮颜色深，质较老。"四岔"茸毛稀疏而粗，"大挺"下部具有棱筋和疙瘩，分枝顶端大多无毛，习称"捻头"。"西马鹿茸""大挺"多不圆，表面有棱，多数抽缩干瘪，分枝较长并弯曲，茸毛粗而长，外皮灰黄色或灰褐色，锯口颜色较深，常见骨质。气腥，味咸。

5. 牛黄

本品大多呈卵形、类球形、三角形或四方形，形状大小不一；少数为管状或呈碎片状。外表面黄红色至棕黄色，有的表面具一层黑色光亮的薄膜，习称"乌金衣"。有的粗糙，具疣状突起，有的具有龟裂纹路。质地脆，体轻，容易分层剥落。断面呈金黄色，可见细密同心层纹，偶见夹有白心。气清香，味先苦而后甘，具有清凉感，嚼之不粘牙。

6. 珍珠

本品形状不定，呈类球形、卵圆形、长圆形、棒状或者不规则形。外表面为类白色、浅粉红色、浅蓝色或浅黄绿色，呈半透明状，有的光滑，或者微有凹凸，有特有的彩色光泽。

1）天然珍珠

形状较圆，外表面多平滑细腻，颜色洁白，内外一色。

2）淡水养殖珍珠

外形不规则，颗粒比天然品大，大多为长粒状，多数带有瘤结，断面中央存在有异物。

7. 金钱白花蛇

本品呈圆盘状，蛇头近长方形，黑色光滑，具有亮泽，头部盘在中间，盘径 3 ～ 6 cm。背部呈黑色或灰黑色，具有微光泽，有 45 ～ 58 个环纹，黑白相间。背鳞通身 15 行，光滑细密，稍呈菱形。

8. 蕲蛇

本品呈圆盘状，蛇头呈三角形而扁平，吻端翘起向上，习称"翘鼻头"。背部呈红棕色，在背部两侧各有黑褐色和浅棕色组成的"V"形斑纹 17 ~ 25 个，且"V"形的上端在背中线上相接，从而形成一系列连贯相接的斜方纹，习称"方胜纹"。蛇腹部呈灰白色，鳞片较大，具多数类圆形的黑斑，习称"连珠斑"。尾部骤细，在尾部末端具有 1 枚三角形深灰色的角质鳞片，习称"佛指甲"。

9. 乌梢蛇

本品呈圆盘状，盘径约 16 cm，长度可达 2 m。表面黑褐色或绿黑色，外密被菱形鳞片。具背鳞 14 ~ 16 行，背中央的 2 ~ 4 行鳞片强烈起棱，形成两条黑线，纵观全体。尾部长而渐细，尾下鳞双行。

（二）显微鉴别

1. 蟾酥

蟾酥粉末：采用 50% 甘油水溶液装片镜检观察，可见淡黄色、半透明的不规则碎块，且含不规则的砂粒状固体；采用水合氯醛试液装片，稍微加热，可观察到碎块转变透明并逐渐溶解；以浓硫酸装片，可见样品立即呈橙黄色或橙红色，碎块周围逐渐溶解缩小，最后呈类圆形的透明小块，且表面出现龟裂纹理，放置稍久后，全部溶解消失；采用蒸馏水装片，加入碘试液观察，不应观察到其含有淀粉粒。

2. 麝香

麝香粉末：采用水合氯醛装片镜检观察，本品为淡黄色或淡棕色团块，半透明或透明状，由不定形颗粒状物组成；团块中包埋或散在晶体，呈方形、柱形、八面体或不规则状，直径为 10 ~ 62 μm；偶见毛、脱落的内层皮膜组织，半透明状，呈无色或淡黄色，具纵皱纹；可观察到圆形油滴。

3. 珍珠

珍珠粉末：采用水合氯醛装片镜检观察，本品为不规则碎块，呈半透明状，具彩虹样光泽；表面呈颗粒性，由多数薄层重叠而成，片层结构排列紧密，可观察到致密的成层线条，或可见极细密的微波状纹理。

（三）理化鉴别

1. 蟾酥

1）检查吲哚类化合物

取本品粉末 0.1 g，加入 5 mL 甲醇，浸泡 1 小时后过滤，取滤液，加入少许对二甲氨基苯甲醛固体，再加数滴硫酸，即显蓝紫色。

2）检查甾类化合物

取本品粉末 0.1 g，加入 5 mL 三氯甲烷，浸泡 1 小时后过滤，将滤液蒸干，残渣加入少量醋酐溶解，再缓慢滴加浓硫酸，初显蓝紫色，随后渐变蓝绿色。

3）检查脂蟾毒配基

取1%的蟾酥三氯甲烷提取液，将其蒸干后采用甲醇溶解，测定其紫外吸收光谱，可观察到其在300 nm波长附近有最大吸收。

2. 麝香

取毛壳麝香，采用特制槽针从囊孔处插入，轻轻转动槽针，撮取麝香仁，立即观察，可见槽内麝香仁逐渐膨胀，高出槽面，此现象习称"冒槽"；麝香仁油润，颗粒香气浓烈，疏松，无锐角，不应有纤维等异物或者异常气味；取麝香仁粉末少量，置于掌中，加水润湿后，手搓之即能成团，再用手指轻揉即散，不应出现粘手、染指、顶指或结块等现象；取麝香仁少量，将其撒于炽热坩埚中灼烧，初迸裂，随即熔化膨胀且起泡，香气浓烈，油点似珠，灰化后，为白色或灰白色残渣，无毛、肉等焦臭味，且无火焰或火星出现。

3. 鹿茸

检查蛋白质和氨基酸：取本品粉末0.1 g，加入4 mL水，置水浴锅中加热15分钟，放冷后过滤。取滤液1 mL，加入3滴2%茚三酮丙酮溶液，摇匀，随后加热煮沸数分钟，应显蓝紫色。另取滤液1 mL，加入2滴10%氢氧化钠溶液，摇匀，随后滴加0.5%硫酸铜溶液，显蓝紫色。

取本品粉末0.4 g，加入5 mL 70%乙醇，超声处理15分钟，过滤，将滤液作为供试品溶液。再取本品对照药材0.4 g，按照先前同法制成对照药材溶液。取甘氨酸对照品，加70%乙醇制成浓度为每1 mL含2 mg的溶液，作为对照品溶液。吸取供试品溶液、对照药材溶液各8 mL，以及对照品溶液1 mL，分别点在同一硅胶G薄层板上，正丁醇：冰醋酸：水（3∶1∶1）作为展开剂，进行展开后取出，晾干，喷2%茚三酮丙酮溶液，在105℃下烘干至斑点显色清晰。在供试品色谱中，应在和对照药材色谱对应的位置上，显相同颜色的主斑点；在和对照品色谱对应的位置上，应显相同颜色的斑点。

4. 牛黄

1）检查胆红素

取少量本品粉末，加入1 mL三氯甲烷，摇匀，再分别加入2滴硫酸和30%过氧化氢溶液，充分振摇后，即显绿色。

2）检查胆固醇

取粉末0.1 g，加入1 mL盐酸及10 mL三氯甲烷，摇匀后，可见三氯甲烷层显黄褐色。分取三氯甲烷层，加入5 mL氢氧化钡试液，振摇后，即生成黄褐色沉淀。随后，分离除去水层和沉淀，取约1 mL三氯甲烷液，加入1 mL醋酐以及2滴硫酸，摇匀后放置，溶液呈绿色。

3）检查胆酸、去氧胆酸

取本品粉末10 mg，加入20 mL三氯甲烷，超声处理30分钟，进行滤过，将滤液蒸干，残渣加入1 mL乙醇使其溶解，作为供试品溶液。另取胆酸、去氧胆酸对照品，加入乙醇制成浓度为每1 mL各含2 mg的混合溶液作为对照品溶液。吸取上述溶液各

2 μL，分别点在同一硅胶 G 薄层板上，异辛烷∶醋酸乙酯∶冰醋酸（15∶7∶5）作为展开剂，进行展开后取出，晾干，喷 10% 硫酸乙醇溶液，在 105℃ 条件下烘约 5 分钟，置于紫外线灯（365 nm）下观察。可见供试品色谱中，在与对照品色谱对应的位置上，应显相同颜色的 2 个荧光斑点。

5. 珍珠

取本品放置于紫外线灯（365 nm）下观察，可见淡水珍珠显亮绿色荧光，海水珍珠显浅蓝色荧光；取本品数粒，置于石棉网上，用烧杯扣住后，用乙醇灯火烧之，可闻爆裂声，并见其呈层状破碎，碎片呈银灰色，内外色泽一致，且仍有珠光闪耀；取本品 1 粒，置于试管中，加适量丙酮后振摇，可见其表面珠光不退，光泽如常。

五、注意事项

注意动物类中药的性状鉴别具有一些经验鉴别术语，如白颈、翘鼻头、佛指甲、挂甲、乌金衣，需要对其内涵进行掌握。

六、思考题

1. 请简述药用动物的命名方法。

2. 动物类中药发展较植物类中药缓慢，其中一个重要的因素是动物类中药里涉及的一些濒危动物资源匮乏，请查阅资料后，简述如何通过科学方法进行改善？

实验十　矿物类中药的鉴别

一、实验目的

1. 掌握朱砂、雄黄、自然铜、石膏、芒硝、硫黄等药材的性状鉴别特征。

2. 掌握朱砂、雄黄、石膏的理化鉴别方法。

二、实验原理

（一）性状鉴定

性状鉴定是通过观察以及描述矿物类中药的性状特征，从而鉴定其是否符合规定的药用标准，以及其真伪或优劣。根据矿物药的颜色、形状、质地、气味等特征进行鉴别，另外，硬度、透明度、条痕、解离、断口、磁性以及比重等信息对于矿物药来说也是重要的鉴别特征。矿物药粉末则主要鉴定其颜色、质地、气味等。

（二）理化鉴别

矿物药的定性和定量鉴定可以采用理化鉴别的方法。理化鉴别对于外形和粉末没有明显特征或者剧毒的矿物药鉴别来说尤其必要，以使鉴别结果更加准确。

三、实验仪器与材料

生物显微镜、载玻片、盖玻片、镊子、解剖针、擦镜纸、吸水纸、刀片、培养皿、紫外线灯（365 nm）、乙醇灯、三脚架、试管、烧杯、量筒、电炉、水浴锅、研钵、石棉网等；蒸馏水、硫酸、盐酸、碘化钾试液、氢氧化钠试液、硫化氢、氯化钡试液、氢氧化钠试液、氯酸钾饱和的硝酸溶液、碳酸铵试液、硝酸钾、1% 高锰酸钾溶液、硫酸铁铵指示液、2% 硫酸亚铁溶液、0.1 mol/L 的硫氰酸铵滴定液；朱砂（药材及粉末）、雄黄（药材及粉末）、自然铜（药材）、石膏（药材及粉末）、芒硝（药材）、硫黄（药材）。

四、实验内容

（一）性状鉴别

1. 朱砂

本品呈颗粒状或块片状。鲜红色或暗红色，条痕为红色至褐红色，半透明，具光泽。体重，质脆。

朱砂在商品上分为朱宝砂、镜面砂、豆瓣砂等。

1）朱宝砂

呈细小颗粒或粉末状，色红明亮，用手触碰不染手。

2）镜面砂

多呈不规则板片状，大小薄厚不等。光亮如镜。

3）豆瓣砂

颗粒较大，形如豆粒状，呈方圆形块状，多棱角，赤红有光亮。

2. 雄黄

本品为块状或粒状集合体，呈不规则块状。深红色或橙红色，条痕为淡橘红色，晶面具有金刚石样光泽。质脆，易碎，破碎面具有树脂样光泽。微有特异的臭气，味淡。

精矿粉呈粉末状或粉末的集合体，质地松脆，橙黄色，手捏即成粉，无光泽。

3. 自然铜

本品晶体多呈方块形，直径为 0.2 ～ 2.5 cm。表面亮黄色，具金属光泽，有的表面呈黄棕色或棕褐色（系由于氧化成氧化铁），无金属光泽。具条纹，立方体相邻面上条纹呈互相垂直排列，是其重要的鉴别特征。条痕为绿黑色或棕红色。体重，质硬或稍脆，易砸碎。破碎面黄白色，有金属光泽，或呈棕褐色，可见银白色亮星。

4. 石膏

本品为纤维状的结合体，多呈长块状、板块状或不规则块状。表面白色、灰白色或淡黄色，有的半透明。上下两面较平坦，无纹理以及光泽，纵断面具绢丝样光泽。体重，质较松软，指甲能刻划，条痕白色。气微，味淡。

5. 芒硝

本品呈棱柱状、长方形、不规则块状或粒状；无色透明，有的类白色半透明。暴露于空气中则表面逐渐风化，从而覆盖一层白色粉末。质脆，易碎，断面具玻璃样光泽。气微，味咸。

6. 硫黄

本品呈不规则块状。表面不平坦，常具细砂孔，具脂肪光泽。表面呈黄色或略呈绿黄色。用手握紧样品置于耳旁，可听闻轻微的爆裂声。质松，体轻，易碎，断面常呈针状结晶形。有特异的臭气，味淡。

（二）理化鉴别

1. 朱砂

1）检查汞盐

取本品粉末，采用盐酸湿润后，将样品在光洁的铜片上进行摩擦，可观察到铜片表面显银白色光泽，随即加热烘烤后，银白色即消失。

2）检查汞盐、硫酸盐

取本品粉末 2 g，加入 2 mL 盐酸：硝酸（3∶1）的混合溶液使其溶解，随后蒸干，加入 2 mL 蒸馏水使其溶解后，滤过。取滤液分置 2 支试管中，其中一管中加入 1 ～ 2 滴氢氧化钠试液，可见白色沉淀产生；另一管中加入氯化钡试液，生成白色沉淀，进行分离，可见沉淀在盐酸或硝酸中均不溶解。

2. 雄黄

1）检查硫离子

取本品 10 mg，加水湿润后，加入 2 mL 氯酸钾饱和的硝酸溶液使其溶解后，加入氯化钡试液，可观察到产生大量白色沉淀。静置后，倾去上层酸液，再加入 2 mL 水，充分振摇，可见沉淀不溶解。

2）检查砷离子

取本品粉末 0.2 g，置于坩埚内，加热使其熔融，可观察到产生白色或黄白色火焰，并伴有白色浓烟产生。取玻片覆盖其上，可见白色冷凝物，刮取少量冷凝物，置于试管内加水煮沸溶解，必要时进行过滤，溶液中加入数滴硫化氢试液，即显黄色，加入稀盐酸后则生成黄色絮状沉淀，再加入碳酸铵试液，可见沉淀复溶解。

3. 石膏

取本品一小块（约 2 g），置于具小孔软木塞的试管内，进行灼烧，可见管壁有水生成，且小块变为不透明体。

1）检查硫酸盐

取本品粉末 0.2 g，加入 10 mL 稀盐酸，加热使其溶解后，滤过；取 2 mL 滤液，加入氯化钡试液，可见生成白色沉淀，分离后，沉淀在盐酸或硝酸中均不溶解。

2）检查钙盐

取铂丝，采用盐酸湿润后，蘸取本品粉末，将其置于无色火焰中燃烧，可见火焰转为砖红色。

五、注意事项

本实验中的理化鉴别实验将会使用到部分具高腐蚀性的试剂，请在实验过程中注意实验安全。

六、思考题

1. 矿物药是如何分类的？
2. 在石膏的理化鉴别实验中，为什么管壁有水生成，小块的石膏会变为不透明体？

实验十一　中成药的鉴别

一、实验目的

1. 掌握中药制剂的常规分析方法——显微鉴别方法。
2. 掌握二妙丸、牛黄解毒片、银翘解毒片的显微鉴定特征。

二、实验原理

根据中成药制剂的类型以及原料药材的显微特征，通过对原料药的专属显微鉴别特征的比对，采用粉末显微鉴定方法对二妙丸、牛黄解毒片、银翘解毒片的真伪进行鉴别。

三、实验仪器与材料

生物显微镜、载玻片、盖玻片、镊子、解剖针、擦镜纸、吸水纸、刀片、培养皿、乙醇灯、三脚架、试管、烧杯、量筒、研钵、石棉网、显微量尺；蒸馏水、稀甘油、水合氯醛、甘油醋酸、间苯三酚、浓盐酸；二妙丸（中成药）、牛黄解毒片（中成药）、银翘解毒片（中成药）。

四、实验内容

（一）二妙丸

由苍术、黄柏组成。取供试品 1 ～ 2 粒，研成粉末后，取少许粉末分别制成水合氯醛装置和间苯三酚 – 浓盐酸染色片，置显微镜下观察。

1. 草酸钙针晶细小，不规则地填塞于薄壁细胞中。

2. 黄色纤维大多成束，周围细胞含有草酸钙方晶，形成晶鞘纤维，含晶细胞壁木化，且增厚；可观察到石细胞呈黄色不规则分枝状。

（二）牛黄解毒片

由牛黄、雄黄、石膏、大黄、黄芩、桔梗、冰片、甘草组成。取本品片心，研末，取粉末少许，置于载玻片上，制成水合氯醛装置，置显微镜下观察。

1. 草酸钙簇晶

草酸钙簇晶较大，直径为 60 ～ 140 μm。

2. 不规则碎块

不规则碎块呈金黄色或橙黄色，具光泽。

（三）银翘解毒片

由金银花、连翘、薄荷、荆芥、淡豆豉、牛蒡子、桔梗、淡竹叶、甘草组成。取本品粉末少量，置于载玻片上，采用水合氯醛试液装片后透化，再加入 1 滴稀甘油，盖上盖玻片，在显微镜下观察。

1. 花粉粒

花粉粒呈黄色，类球形，直径为 54 ～ 68 μm，具三孔沟，表面具细密短刺和圆粒状皱纹。

2. 草酸钙簇晶

草酸钙簇晶成片，存在于薄壁细胞中，直径为 5 ～ 17 μm。

五、注意事项

中成药制剂中根据处方不同，所含药材味数不同，有的制剂中含较多药味。此时采用显微鉴别应注意仔细观察，牢记所观察样本含有药材的显微鉴别特征，避免忽略细节，从而导致鉴别结果不准确。

六、思考题

1. 在本实验的中成药制剂的显微鉴别中，所观察到的显微特征各自代表哪种中药材？

2. 通过对以上中成药的鉴别，请总结出中成药的显微鉴别方法及注意事项。

第四章　中药化学实验

中药化学实验是中药学专业本科教学的一门专业课程，是《中药化学》课程教学体系的重要组成部分，也是一门实验性很强的学科。通过本门课程的学习，要求学生掌握中药不同类别成分的提取、分离与鉴别方法。学生通过动手做实验对理论课讲授的内容加以验证，从而加深对理论知识的理解；同时在实验过程中也培养学生的观察能力、动手能力以及分析问题和解决问题的能力。该课程为学生后继学习其他专业课奠定基础，也为学生将来从事中药的研究、生产、检验等工作奠定化学成分方面的基础。

实验一　葛根中淀粉多糖的提取、分离和鉴别

一、实验目的

1. 掌握单糖的薄层色谱检识的原理及操作。
2. 以葛根为例，熟悉淀粉多糖提取和水解的原理及操作。
3. 熟悉淀粉多糖的理化性质和一般检识方法。

二、实验原理

中药葛根为豆科植物野葛 *Pueraria lobata*（Willd.）Ohwi 的干燥根，习称"野葛"。葛根含有淀粉多糖类、异黄酮及其苷类、二氢查尔酮衍生物等化合物；其中淀粉是葛根的主要成分，鲜葛根中的淀粉含量约为 20%。

淀粉，属于植物均多糖，由多个葡萄糖通过糖苷键连接而成，白色粉末，不溶于冷水以及乙醇；包括直链糖淀粉和支链胶淀粉两种，以胶淀粉为主，含量占总淀粉质量的 75% ～ 85%。

葛根淀粉在水中分散后可透过滤布，可使其与无法透过滤布的植物纤维分离；再根据淀粉不溶于乙醇的性质，使其与可溶于乙醇的异黄酮类物质分离，从而提取分离出葛根淀粉。

三、实验仪器与材料

分析天平、抽滤装置、回流装置、培养皿、pH 值试纸、磁力搅拌器、搅拌子、试管及试管架、薄层板、展开缸、烘箱等；碘 – 碘化钾（1%）、乙醇（95%）、氢氧化钠溶液（10 mol/L）、硫酸溶液（10%）、斐林甲液、斐林乙液、葡萄糖溶液（0.2 mol/L）、乙酸乙酯、甲醇、乙酸等；葛根。

四、实验内容

（一）葛根淀粉的提取

称取葛根粉末 10 g 于滤布中，用滤布包裹葛根粉末并用橡皮筋扎紧。取烧杯，加入 50 mL 蒸馏水。将包好的滤布袋放入蒸馏水中，浸泡 2 ～ 3 分钟，然后上下反复抖动滤布袋，可见白色浆液透过滤布。然后将滤布袋拧干，收集烧杯中的白色浆液。另取烧杯，再次加入 30 mL 蒸馏水，多次重复上下反复抖动滤布袋并收集白色浆液的操作，直至透过滤布的白色浆液明显减少。合并所有的浆液，静置 30 分钟后，缓慢倾去上清液（注意不要将底部的沉淀倾掉），抽滤剩余部分得到滤饼，用少量的蒸馏水洗涤滤饼 2 ～ 3 次，抽干。取上述滤饼置于烧杯中，加入 30 mL 95% 乙醇，充分搅拌得到混悬液后，抽滤混悬液，用少量 95% 乙醇洗涤，抽干，得葛根淀粉。

（二）葛根淀粉的水解

称取葛根淀粉 1 g 于 50 mL 圆底烧瓶中，向烧瓶中滴加 10% 硫酸溶液 15 mL，将圆底烧瓶置于电热套加热回流 1 小时，冷却至室温，然后用适量 10 mol/L 氢氧化钠溶液调节 pH 值 5 ～ 6，得到葛根淀粉水解液。

（三）葛根淀粉及单糖的鉴定

1. 薄层色谱检识

样品：葛根淀粉水解液（加 1 倍量蒸馏水稀释）。
对照品：0.2 mol/L 葡萄糖溶液。

吸附剂：硅胶 G。

展开剂：乙酸乙酯：甲醇：乙酸：水（22：9：3：3）。

显色方法：喷洒苯胺 – 邻苯二甲酸试剂，于 105℃加热显色。

记录图谱，并计算 Rf 值。

2. 理化检识

1）取葛根少量于试管中，加入 5 mL 蒸馏水，摇匀，得到混悬液，向试管中滴加 1% 碘 – 碘化钾试剂 1 滴，摇匀，观察现象。

2）取葛根淀粉水解液少许于试管中，加入约 4 倍量（*V/W*）蒸馏水稀释，作为实验组；取少量葛根淀粉于另一试管中，加入 5 mL 蒸馏水，作为对照组。分别向实验组与对照组试管中滴加 5～8 滴斐林甲液，摇匀；然后再分别滴加 4 滴斐林乙液，摇匀。将两试管同时置于 60℃水浴锅中加热，观察现象。

五、思考题

1. 鉴别还原糖与非还原糖的理化反应有哪些？

2. 简述薄层色谱的点样量对展开效果的影响。

实验二　虎杖中蒽醌类成分的提取、分离和鉴别

一、实验目的

1. 掌握从虎杖中提取和分离苷和苷元的原理及操作。

2. 掌握 pH 值梯度萃取法分离不同酸性的蒽醌类成分的原理和方法。

3. 熟悉蒽醌类化合物的理化性质和检识方法。

二、实验原理

中药虎杖为蓼科植物虎杖 *Polygonum cuspidatum* Sieb. et Zucc. 的干燥根茎和根。虎杖含有蒽醌类、二苯乙烯类、黄酮类、苯丙素类等化合物。蒽醌类化合物含量高，种类多，包括大黄素、大黄酚、大黄素甲醚、大黄酸等游离蒽醌；以及大黄素 –8–O–D– 葡萄糖苷、大黄素甲醚 –8–O–D– 葡萄糖苷等结合蒽醌（图 4–1）。

（一）大黄素

大黄素分子式 $C_{15}H_{10}O_5$，橙黄色结晶，易溶于乙醇、可溶于氨水、碳酸钠和氢氧化钠水溶液，几乎不溶于水。

（二）大黄酚

大黄酚分子式 $C_{15}H_{10}O_4$，金黄色结晶，易溶于苯、氯仿、乙醚、乙醇、冰醋酸；可溶于氢氧化钠水溶液及热水溶液；稍溶于甲醇；难溶于石油醚，不溶于水。

（三）大黄素甲醚

大黄素甲醚分子式 $C_{16}H_{12}O_5$，橙黄色针晶，溶解性参考大黄酚。

（四）大黄酸

大黄酸分子式 $C_{15}H_8O_6$，黄色结晶，溶于碱、吡啶，微溶于乙醇、苯、氯仿、乙醚以及石油醚，不溶于水。

苷和苷元均可溶于乙醇，先用乙醇提取虎杖中总蒽醌；再利用游离蒽醌极性小易溶于有机溶剂，以乙醚分离出极性小的游离蒽醌苷元；进一步根据游离蒽醌酸性强弱不同的性质，采用 pH 值梯度法得以分离。

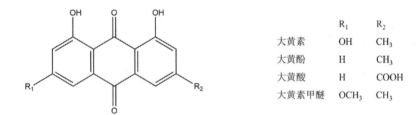

	R₁	R₂
大黄素	OH	CH_3
大黄酚	H	CH_3
大黄酸	H	$COOH$
大黄素甲醚	OCH_3	CH_3

图 4-1　虎杖中主要蒽醌类化合物结构式

三、实验仪器与材料

分析天平、渗漉装置、抽滤装置、分液漏斗、pH 值试纸、薄层板、展开缸、紫外线灯等；乙醇（95%）、乙醚、盐酸、$NaHCO_3$ 溶液（5%）、Na_2CO_3 溶液（5%）、$NaOH$ 溶液（1%）、0.5% 醋酸镁甲醇溶液、丙酮；虎杖。

四、实验内容

（一）总游离蒽醌的提取和分离

虎杖中总蒽醌的提取和分离流程见图 4-2。

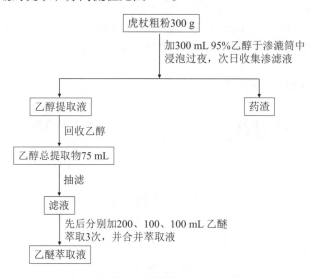

图 4-2　虎杖中总蒽醌的提取和分离流程

（二）游离蒽醌的分离

1. 大黄酸的分离

将上述乙醚萃取液置于分液漏斗中，加入 5%NaHCO₃ 溶液 50 mL 萃取 3 次，合并萃取液；滴加浓盐酸调 pH 值为 2，放置、沉淀、抽滤、水洗、干燥、称重，得强酸性成分。

2. 大黄素的分离

将 NaHCO₃ 萃取过的乙醚液，用 5%Na₂CO₃ 溶液萃取，每次 50 mL 萃取 3 次，合并萃取液；滴加浓盐酸调 pH 值为 2，放置、沉淀、抽滤、水洗、干燥；用 95% 乙醚重结晶，称重，得中等酸性成分。

3. 大黄酚和大黄素甲醚的分离

将 Na₂CO₃ 萃取过的乙醚液，用 2%NaOH 溶液萃取，每次 50 mL 萃取 3 次，合并萃取液；滴加浓盐酸调 pH 值为 2，放置、沉淀、抽滤、水洗、干燥、称重，得弱酸性成分的混合物。

（三）蒽醌的鉴别

1. 薄层色谱检识

样品：乙醇总提物、各部分游离蒽醌（样品少许，丙酮溶解）。

吸附剂：硅胶 G。

展开剂：苯：乙酸乙酯：乙醇（48 : 12 : 1）。

显色方法：日光下观察；或浓氨水熏后观察；或喷 5% KOH 溶液于紫外线灯下观察荧光。

记录层析图谱，并计算 Rf 值。

2. 显色反应

1）碱液反应

取乙醇提取液 1 mL，滴加 2%NaOH，观察颜色变化。

2）醋酸镁反应

取乙醇提取液 1 mL，滴加 0.5% 醋酸镁甲醇溶液少许，观察颜色变化。

3. 升华试验

取虎杖粉末少许，置载玻片上，玻片两端各放小木棍一根，再取一洁净的盖玻片，放在小木棍上，勿接触药粉；然后放在乙醇灯上小心加热，勿使药粉炭化，直至玻片上出现升华物；冷却后取下盖玻片，于显微镜下观察，可见黄色针晶或羽状晶体，此晶体遇碱呈红色。

五、思考题

1. 简述 pH 值梯度萃取法分离游离蒽醌苷元的原理。

2. 简述渗漉法、回流法、煎煮法各自的优缺点。

实验三　补骨脂中香豆素的提取、分离和鉴别

一、目的要求

1. 掌握从补骨脂中回流提取香豆素的原理及操作。

2. 掌握重结晶操作要领。

3. 熟悉香豆素类化合物的理化性质和一般检识方法。

二、基本原理

中药补骨脂为豆科植物补骨脂 *Psoralea corylifolia* L. 的干燥成熟果实。补骨脂主要含有香豆素类和黄酮类化合物；其中香豆素以呋喃香豆素为主，包括补骨脂素和异补骨脂素等成分。

（一）补骨脂素

补骨脂素（图4-3）又名补骨脂内酯，分子式 $C_{11}H_6O_3$，无色结晶。溶于甲醇、乙醇、氯仿、乙酸乙酯，微溶于水、乙醚和石油醚。

（二）异补骨脂素

异补骨脂素（图4-4）又名异补骨脂内酯，分子式 $C_{11}H_6O_3$，白色结晶。溶解性参考补骨脂素。

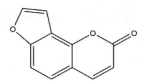

图4-3　补骨脂素结构式　　　　　图4-4　异补骨脂素结构式

补骨脂中的呋喃香豆素易溶于醇类溶剂，而微溶于水。利用此性质，采用乙醇回流提取，回收乙醇后，水混悬即得。

三、实验仪器与材料

分析天平、回流装置、油浴锅、抽滤装置、pH 值试纸、薄层板、层析杠、紫外线灯等；乙醇、石油醚、乙酸乙酯、盐酸羟胺、氢氧化钠（2%）、盐酸、三氯化铁、活性炭等；补骨脂。

四、实验内容

（一）补骨脂素的提取与精制

补骨脂中补骨脂素的提取与精制流程见图4-5。

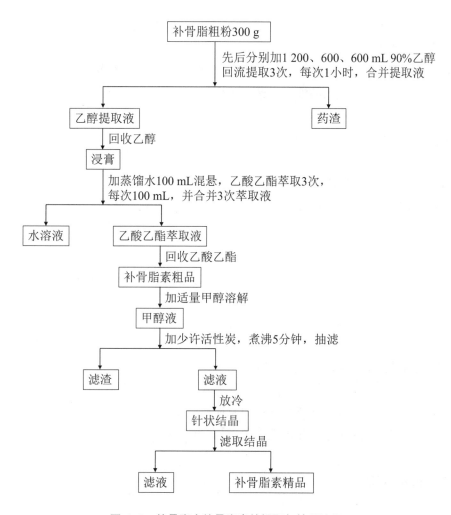

图 4-5 补骨脂中补骨脂素的提取与精制流程

（二）香豆素的鉴别

1. 薄层色谱检识

样品：补骨脂粗品；补骨脂精品。

对照品：补骨脂素对照品。

吸附剂：硅胶 G。

展开剂：石油醚∶乙酸乙酯（5∶1）。

显色方法：紫外线灯（254 nm）观察荧光斑点。

记录层析图谱，并计算 Rf 值。

2. 荧光

取样品少许，溶于氯仿中，用毛细管滴于滤纸上，于紫外线灯下观察现象。

3. 溶解性试验

取样品少许，加稀氢氧化钠溶液 1 ～ 2 mL，加热，观察现象；再加稀盐酸几滴，观察现象。

4. 异羟肟酸铁反应

取样品少许，溶于乙醇中，先后滴加 2% 的氢氧化钠溶液及盐酸羟胺，盐酸调节 pH 值 5 ～ 6，加入三氯化铁溶液，观察颜色变化。

五、思考题

1. 简述异羟肟酸铁反应鉴别香豆素的原理。
2. 简述回流提取法的原理以及优缺点。

实验四　黄芩中黄芩苷的提取、分离和鉴别

一、目的要求

1. 掌握从黄芩中提取和分离黄芩苷的原理及操作。
2. 熟悉黄芩苷的理化性质和检识方法。

二、基本原理

中药黄芩为唇形科植物黄芩 *Scutellaria baicalensis* Georgi 的干燥根。黄芩含有黄酮类、萜类、烃类、有机酸等化合物；其中黄酮类是其主要化学成分。黄酮类化合物主要为黄芩苷，含量为 8.9% ～ 15.8%，也是黄芩发挥功效的主要成分，其苷元为黄芩素。

（一）黄芩苷

黄芩苷分子式 $C_{21}H_{18}O_{11}$，淡黄色针晶，易溶于 N, N- 二甲基甲酰胺、吡啶，微溶于冰乙酸，难溶于甲醇、乙醇、丙酮，几乎不溶于水、乙醚、苯、氯仿等溶剂。

（二）黄芩素

黄芩素分子式 $C_{15}H_{10}O_5$，为黄色针晶，易溶于甲醇、乙醇、丙酮和乙酸乙酯，微溶于乙醚、氯仿，较难溶于苯。

黄芩苷分子结构中有羧基，在植物中以镁盐的形式存在，其镁盐溶于水，故可用水

作为提取溶剂；溶于水的黄芩苷再在酸性条件下加热，变成有游离羧基的黄芩苷而沉淀析出。

黄芩素和黄芩苷的结构式见图 4-6。

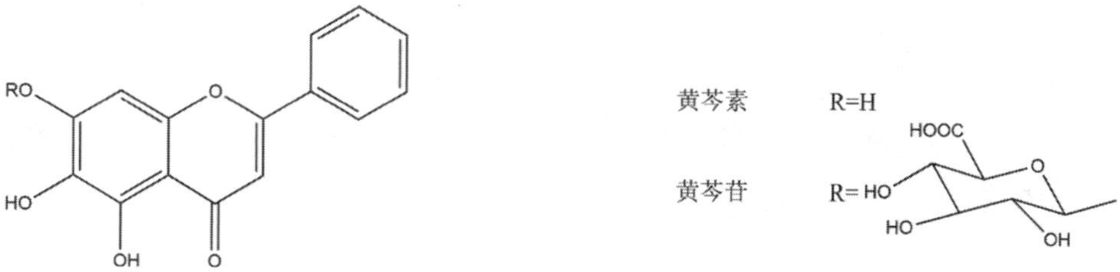

图 4-6　黄芩素和黄芩苷的结构式

三、实验仪器与材料

分析天平、电磁炉、离心机、旋转蒸发仪、抽滤装置、回流装置、pH 值试纸、薄层板、展开缸、紫外线灯、烘箱等；浓盐酸、乙醇（95%）、丙酮、甲醇、磷酸、醋酸铅溶液（10%）、甲苯、甲酸乙酯、甲酸等；黄芩苷对照品、黄芩。

四、实验内容

（一）黄芩苷的提取与精制

黄芩中黄芩苷的提取与精制流程见图 4-7。

（二）黄芩苷的鉴别

1. 理化检识

取上述制备的黄芩苷精品适量，加乙醇溶解制成每 1 mL 含 0.5 mg 的样品溶液，取 1 mL 样品溶液置于试管中，滴加 10% 醋酸铅溶液 2～3 滴，观察是否产生沉淀。

2. 薄层色谱检识

样品：黄芩苷精品甲醇溶液。

对照品：黄芩苷对照品甲醇溶液。

吸附剂：聚酰胺。

展开剂：甲苯∶甲酸乙酯∶甲醇∶甲酸（10∶3∶1∶2）。

显色方法：紫外线灯（365 nm）观察荧光斑点。

记录层析图谱，并计算 Rf 值。

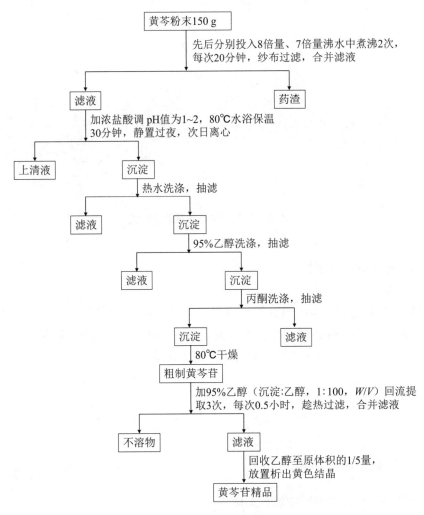

图 4-7　黄芩中黄芩苷的提取与精制流程

五、思考题

1. 简述采用沸水提取黄芩苷的注意事项。

2. 简述减少或者防止苷类成分水解成苷元的方法。

实验五 槐米中芦丁的提取、分离和鉴别

一、实验目的

1. 掌握碱溶酸沉法提取黄酮类化合物的原理及操作。
2. 掌握纸层析的方法以及黄酮类化合物的层析特点。
3. 熟悉黄酮类化合物的理化性质和一般检识方法。

二、实验原理

中药槐米为豆科植物槐 *Sophora japonica* L. 的干燥未开放花蕾，花开放时采收，称为槐花。槐米含有黄酮类、脂肪酸类、皂苷类、多糖类等化合物；其中黄酮类化合物是其主要活性成分，具体包括芦丁、槲皮素、山奈酚等，而芦丁是槐米发挥功效的主要成分，含量可达15%。

（一）芦丁

芦丁又称作芸香苷，分子式 $C_{27}H_{30}O_{16}$，淡黄色结晶。易溶于热的甲醇、吡啶，可溶于乙醇、热水，不溶于乙醚、氯仿、石油醚，难溶于冷水。

（二）槲皮素

槲皮素分子式 $C_{15}H_{10}O_7$，黄色结晶。易溶于乙醇，可溶于甲醇、乙酸乙酯、冰乙酸、吡啶、丙酮，不溶于水、苯、乙醚、氯仿、石油醚。

芦丁为黄酮苷类成分，分子中含有多个酚羟基，显较强的酸性，易溶于碱液中，经酸化后又析出沉淀，可得到芦丁粗品。芦丁是槲皮素与芸香糖结合而成的苷，在酸性条件下可以水解，生成苷元槲皮素以及单糖鼠李糖和葡萄糖。

芦丁和槲皮素的结构式见图4-8。

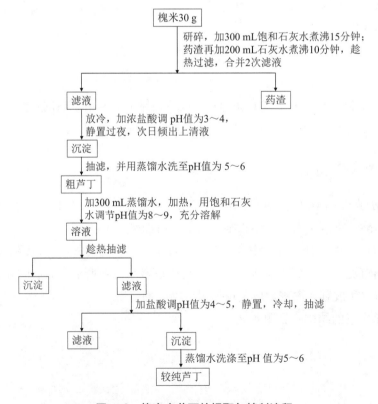

| 槲皮素 | R=H |
| 芦丁 | R= -glu-rha |

图 4-8　槲皮素和芦丁的结构式

三、实验仪器与材料

分析天平、电磁炉、抽滤装置、pH 值试纸、薄层板、展开缸、紫外线灯等；饱和石灰水、蒸馏水、盐酸（2%）、氢氧化钠、乙醇、α－萘酚、斐林试剂、镁粉、三氯化铁试液、三氯化铝试液等、槐米。

四、实验内容

（一）芦丁的提取与精制

槐米中芦丁的提取与精制流程见图 4-9。

```
槐米30 g
  │  研碎，加300 mL饱和石灰水煮沸15分钟；
  │  药渣再加200 mL石灰水煮沸10分钟，趁
  │  热过滤，合并2次滤液
  ├──────────────────────┐
滤液                    药渣
  │  放冷，加浓盐酸调 pH值为3～4，
  │  静置过夜，次日倾出上清液
沉淀
  │  抽滤，并用蒸馏水洗至pH值为5～6
粗芦丁
  │  加300 mL蒸馏水，加热，用饱和石灰
  │  水调节pH值为8～9，充分溶解
溶液
  │  趁热抽滤
  ├──────────────────────┐
沉淀                    滤液
                          │  加盐酸调pH值为4～5，静置，冷却，抽滤
                          ├──────────────┐
                        滤液            沉淀
                                          │  蒸馏水洗涤至pH 值为5～6
                                        较纯芦丁
```

图 4-9　槐米中芦丁的提取与精制流程

（二）芦丁的水解

取上述所得芦丁约 0.3 g，置圆底烧瓶中，加 100 倍量（*W/V*）2% 盐酸溶液，加热回流 3 分钟，回流过程中注意观察溶液颜色的变化，直至析出黄色固体，过滤即得苷元槲皮素。

（三）槲皮素的薄层色谱检识

1. 样品

水解所得黄色固体。

2. 对照品

槲皮素对照品。

3. 吸附剂

硅胶 G。

4. 展开剂

甲苯：乙酸乙酯：甲酸（5：4：1）。

5. 显色方法

氨熏后，观察荧光，再喷 $FeCl_3$ 试液。

记录层析图谱，并计算 Rf 值。

（四）芦丁的理化检识

1. Molish 反应

取少量芦丁于试管中，加入 0.5 mL 乙醇溶解，再加入 1% α－萘酚溶液数滴，然后沿着管壁加入浓硫酸约 0.5 mL，观察两液面处现象以及颜色变化。

2. Fehling 反应

取芦丁少许溶于热水中，加入斐林试剂 1 mL，沸水浴上加热后观察有何现象，如砖红色沉淀产生则加入盐酸使呈酸性，水浴上加热半小时，观察有无沉淀，如有，过滤除去，滤液加入氢氧化钠调至碱性，再加斐林试剂检查。

3. 盐酸－镁粉反应

取样品少许，加稀醇热溶，加镁粉少许，滴加浓盐酸数滴，必要时水浴加热，观察溶液颜色的变化。

4. 三氯化铁反应

取样品少许，溶于水或乙醇，加 1%$FeCl_3$ 试液 1 滴，观察颜色变化。

5. 三氯化铝反应

取芦丁醇溶液滴于滤纸上，紫外线灯下观察荧光；然后喷三氯化铝试液，再在紫外线灯下观察荧光颜色的变化。

五、思考题

1. 简述从槐米中提取芦丁时加饱和石灰水的作用。
2. 试想下如果芦丁水解不完全，其薄层色谱行为会有什么影响？

实验六　八角茴香中挥发油的提取、分离和鉴别

一、实验目的

1. 掌握采用水蒸气蒸馏法提取挥发油的原理和操作。
2. 熟悉挥发油的定量方法。
3. 熟悉挥发油的理化性质和检识方法。

二、实验原理

中药八角茴香为木兰科植物八角茴香 *Illicium verum* Hook. f. 的干燥成熟果实。八角茴香主要含有挥发油和脂肪油；其中挥发油约 5%（mL/g），主要存在于果皮中；脂肪油约 22%，主要存在于种子中。八角茴香挥发油的主要成分为反式茴香脑，约占总挥发油的 80% ～ 90%，冷时常自油中析出。

反式茴香脑（图 4-10）：分子式 $C_{10}H_{12}O$，白色结晶，熔点 21℃，沸点 234℃，密度为 0.987 g/mL（20℃）。易溶于乙醚、氯仿，溶于苯、乙酸乙酯、丙酮、二硫化碳、石油醚，几乎不溶于水。

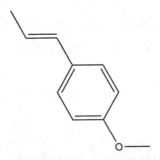

图 4-10　反式茴香脑结构式

挥发油具有挥发性，不溶或极难溶于水，能随水蒸气蒸馏出来而不被分解，可采用水蒸气蒸馏法提取挥发油；并以此定量测定挥发油的含量。

三、实验仪器与材料

分析天平、研钵、水浴锅、冰箱、挥发油提取器、回流装置、折光仪、紫外线灯等；蒸馏水、乙酸乙酯等；八角茴香、八角茴香油对照品、反式茴香脑对照品。

四、实验内容

（一）八角茴香挥发油的提取

取八角茴香 50 g，研碎，置于 1 000 mL 圆底烧瓶中，加入蒸馏水 500 mL 与数粒玻璃珠，振摇均匀后，依次连接挥发油测定器与球形冷凝管，通入冷凝水。用电热套缓缓加热至沸，并保持微沸 5 小时，直至测定器中油量不再增加，停止加热，放置片刻，开启测定器下端的活塞，将蒸馏水缓缓放出，至油层下降至其上端恰与"0"刻度线平齐，读数，并计算八角茴香中挥发油的含量（%），本品含挥发油不得少于 4.0%（mL/g）。

（二）反式茴香脑的分离

将上述所得的八角茴香挥发油置于 4℃冰箱中约 1 小时，至白色片状结晶析出，趁冷过滤，所得结晶为反式茴香脑。

（三）八角茴香油的鉴别

1. 理化检识

1）折光率

测定温度为 20℃，使用波长 589.3 nm 的钠 D 线，折光仪需能读数至 0.000 1，测量范围 1.3 ~ 1.7。重复读数 3 次，取 3 次读数的平均值，即为供试品的折光率。

本品折光率为 1.553 ~ 1.560。

2）挥发性

分别取八角茴香油样品和菜籽油少许，滴于滤纸上，常温下放置 2 小时或微热后观察滤纸上二者油斑残留现象。

3）不饱和性

取八角茴香油样品少许，滴入适量含溴的四氯化碳溶液中，观察溴水颜色变化。

2. 薄层色谱检识

1）样品

八角茴香油乙醇液。

2）对照品

反式茴香脑乙醇液。

3）吸附剂

硅胶 G。

4）展开剂

石油醚：乙酸乙酯（9∶1）。

5）显色方法

先置于紫外线灯（365 nm）下观察，再喷 5% 香草醛 – 浓硫酸，加热显色。

记录层析图谱，并计算 Rf 值。

五、思考题

1. 简述水蒸气蒸馏法、溶剂提取法、升华法各自的适用性。

2. 简述《中国药典》提取相对密度小于 1.0 和大于 1.0 的挥发油的方法差异。

实验七　穿心莲中穿心莲内酯的提取、分离和鉴别

一、实验目的

1. 掌握从穿心莲中提取、分离穿心莲内酯的原理和方法。

2. 熟悉穿心莲内酯的理化性质和检识方法。

3. 了解去除杂质叶绿素的方法。

二、实验原理

中药穿心莲为爵床科植物穿心莲 *Andrographis paniculata*（Burm.f.）Nees 的干燥地上部分。穿心莲含有二萜内酯类、黄酮类、苯丙素类、环烯醚萜类等化合物；其中二萜内酯类为其主要活性成分，具体包括穿心莲内酯、新穿心莲内酯、脱水穿心莲内酯等；又以穿心莲内酯的含量最高，约为 0.7%。

穿心莲内酯（图 4-11），或称穿心莲乙素，分子式 $C_{20}H_{30}O_5$，为白色方棱形或片状结晶，味极苦；易溶于甲醇、乙醇、丙酮等，微溶于氯仿、乙醚，难溶于水、石油醚和苯。

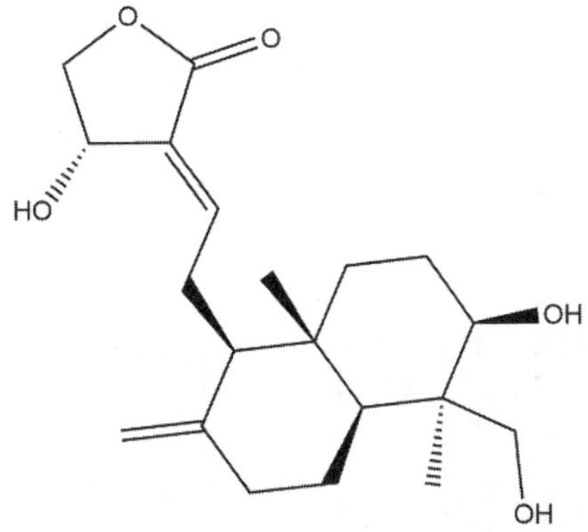

图 4-11　穿心莲内酯结构式

　　穿心莲中的内酯类成分均易溶于乙醇，故可用乙醇进行提取；穿心莲中含有大量叶绿素，叶绿素属于脂溶性色素，不溶于水，故可先采用稀醇除去大部分叶绿素，残留的叶绿素再用活性炭脱色除去；穿心莲内酯与脱氧穿心莲内酯在氯仿中溶解度不同，故可用氯仿分离。

三、实验仪器与材料

　　分析天平、抽滤装置、水浴锅、回流装置、旋转蒸发仪、试管及试管架、pH 值试纸、薄层板、展开缸、紫外线灯等；氯仿、甲醇、活性炭、乙酸乙酯、乙醇（95%）、亚硝酰铁氰化钠液（0.3%）、3,5- 二硝基苯甲酸溶液、氢氧化钠甲醇溶液（10%）、盐酸羟胺溶液（7%）等；穿心莲。

四、实验内容

（一）穿心莲总内酯的提取和分离

穿心莲中穿心莲总内酯的提取与分离流程见图 4-12。

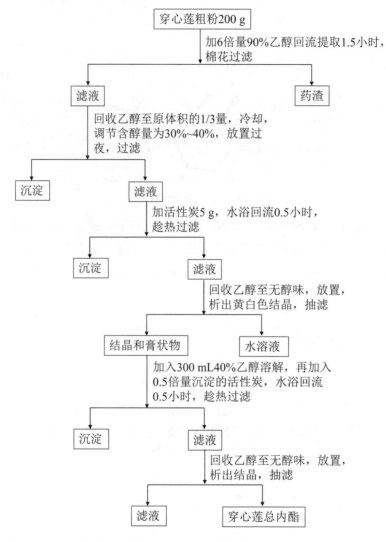

图 4-12　穿心莲中穿心莲总内酯的提取与分离流程

（二）穿心莲内酯的分离和精制（氯仿法）

　　取上述制得的穿心莲总内酯适量，称重，加入 5 倍量氯仿（V/W）振摇，冷浸放置 1 小时后过滤，不溶物再用热氯仿洗涤两次，氯仿中含脱氧穿心莲内酯等成分，不溶物为穿心莲内酯。将此不溶物于 50℃下干燥后，再加 15 倍（V/W）95% 乙醇，加热回流溶解，稍冷后加入溶液体积 1% 的活性炭继续回流 0.5 小时，趁热过滤，滤液回收乙醇至半，放冷析出白色结晶，抽滤，结晶为精制穿心莲内酯，称重，计算得率。

（三）穿心莲内酯的鉴别

1. 理化检识

1）亚硝酰铁氰化钠试剂反应（Legal 反应）

取样品穿心莲总内酯少许，置于试管中，滴加乙醇适量使溶解，再滴加 0.3% 亚硝酰铁氰化钠液 2 滴，以及 10% 氢氧化钠甲醇溶液 2 滴，观察现象。

2）3,5- 二硝基苯甲酸试剂反应（Kedde 反应）

取样品穿心莲总内酯少许，置于试管中，滴加乙醇适量使溶解，再滴加 3,5- 二硝基苯甲酸溶液，观察现象。

3）异羟肟酸铁反应

取样品穿心莲总内酯少许，置于试管中，滴加 7% 盐酸羟胺溶液 2～3 滴及 10% 氢氧化钠甲醇溶液 2～3 滴，水浴微热，放冷后加稀盐酸调 pH 值为 3～4，再滴加 1%$FeCl_3$ 乙醇液 1～2 滴，观察颜色变化。

2. 薄层色谱检识

1）样品

自制穿心莲内酯乙醇液、自制穿心莲总内酯乙醇液。

2）对照品

穿心莲内酯对照品乙醇液。

3）吸附剂

硅胶 G- 羧甲基纤维素钠。

4）展开剂

氯仿：甲醇（9∶1）。

5）显色方法

置紫外线灯（254 nm）下检视；或喷洒 Kedde 试剂于日光灯下检视。

记录层析图谱，并计算 Rf 值。

五、思考题

1. 除了氯仿法，还有何种方法可以将穿心莲内酯从总内酯中分离出来？原理是什么？

2. 为什么穿心莲内酯类成分可以发生 Legal 和 Kedde 反应，其反应机理是什么？

实验八 甘草中甘草酸的提取、分离和鉴别

一、实验目的

1. 掌握从甘草中提取甘草酸的原理和方法。
2. 掌握甘草酸的重结晶提纯方法。
3. 熟悉以甘草酸为代表的皂苷的性质和一般检识方法。

二、实验原理

中药甘草为豆科植物甘草 *Glycyrrhiza uralensis* Fisch.、胀果甘草 *Glycyrrhiza inflata* Bat. 或光果甘草 *Glycyrrhiza glabra* L. 的干燥根和根茎。甘草主含甘草皂苷等三萜皂苷类化合物，另含黄酮类、多糖类、香豆素类等成分；甘草皂苷或称甘草酸，在甘草中的含量为 7% ～ 10%。

甘草酸的结构式见图 4-13。

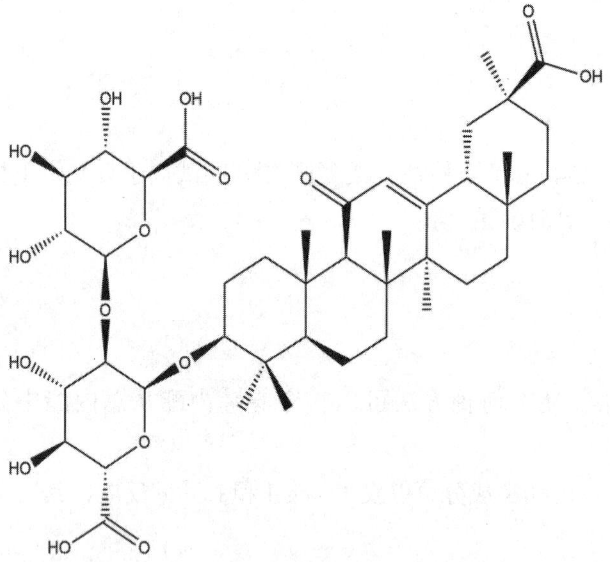

图 4-13 甘草酸的结构式

甘草酸：分子式 $C_{42}H_{62}O_{16}$，无色柱状结晶（冰乙酸），熔点为 170℃，加热至 220℃分解，易溶于热稀乙醇，几乎不溶于无水乙醇或乙醚。其水溶液有微弱的起泡性

及溶血性。

甘草酸为三萜皂苷，可溶于热水，其钾、钙盐易溶于水，加酸析出沉淀，得到粗品；再利用其游离酸溶于乙醇，而盐类微溶于冷乙醇的性质进行精制，经重结晶得到甘草酸盐结晶。

三、实验仪器与材料

分析天平、电磁炉、石棉网、脱脂棉、抽滤装置、索氏提取器、回流装置、pH 值试纸、烘箱等；浓硫酸、乙醇、氢氧化钠、活性炭、醋酐、三氯醋酸、蒸馏水等；甘草。

四、实验内容

（一）甘草酸的提取和精制

甘草中甘草酸的提取和精制流程见图 4-14。

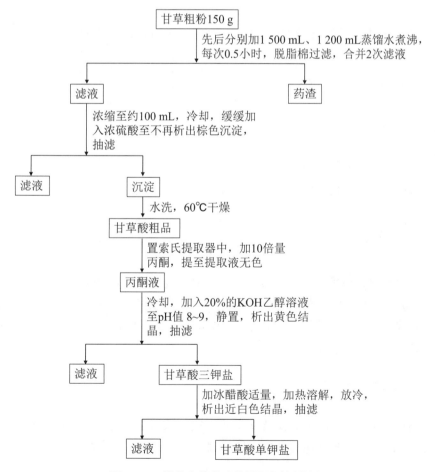

图 4-14　甘草中甘草酸的提取和精制流程

（二）甘草酸的鉴别

1. 醋酐 – 浓硫酸反应

醋酐 – 浓硫酸反应（Liebermann–Burchard 反应）取甘草酸样品少许，加醋酐适量溶解，再沿管壁加少量浓硫酸，醋酐：浓硫酸体积比约为 1∶20，观察反应过程中颜色变化。

2. 三氯醋酸反应

三氯醋酸反应（Rosen–Heimer 反应）将含甘草酸样品的氯仿溶液滴在滤纸上，滴加 1～3 滴三氯醋酸试剂，加热至 100℃，观察颜色变化。

五、思考题

1. 从甘草中提取甘草酸时，为什么要加浓硫酸酸化？
2. 简述从植物中提取三萜皂苷的方法及注意事项。

实验九　穿山龙中薯蓣皂苷元的提取、纯化与鉴定

一、实验目的

1. 掌握连续回流提取法的原理和操作。
2. 熟悉甾体类化合物的性质和鉴别方法。

二、实验原理

中药穿山龙为薯蓣科植物穿龙薯蓣 *Dioscorea nipponica* Makino 的干燥根茎。穿山龙中含有多种甾体皂苷，包括薯蓣皂苷（图 4-15）、纤细皂苷、延龄草皂苷等，甾体皂苷类化合物也是其主要有效成分。总皂苷经水解可得到薯蓣皂苷元（图 4-16），薯蓣皂苷元的含量可为 1.5%～2.6%。

（一）薯蓣皂苷

薯蓣皂苷分子式 $C_{45}H_{72}O_{16}$，为无定形粉末或针状结晶，可溶于甲醇、乙醇和醋酸，不溶于水，难溶于丙酮和大部分的亲脂性溶剂。

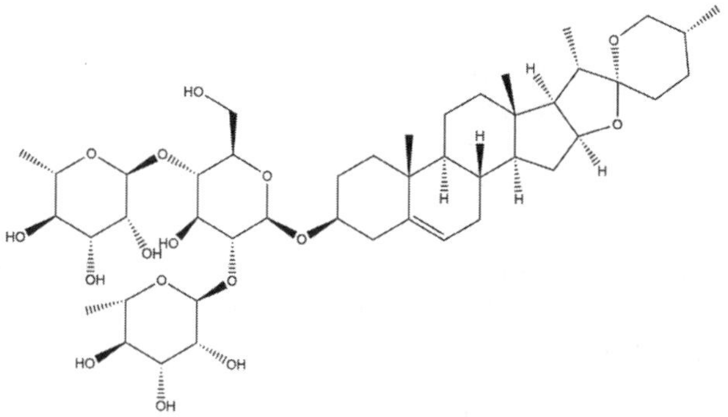

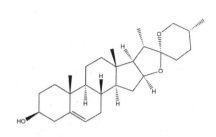

图 4-15　薯蓣皂苷结构式

图 4-16　薯蓣皂苷元的结构式

（二）薯蓣皂苷元

薯蓣皂苷元分子式 $C_{27}H_{42}O_3$，为白色结晶性粉末，可溶于常用有机溶剂及醋酸中，不溶于水。

薯蓣皂苷元在植物体内与糖结合成苷，薯蓣皂苷经酸水解可得薯蓣皂苷元、葡萄糖和鼠李糖。利用薯蓣皂苷元不溶于水，易溶于有机溶剂石油醚的性质，可采用石油醚将其从穿山龙中提取出来。

三、实验仪器与材料

分析天平、电热套、回流装置、索氏提取器、水浴锅、抽滤装置、研钵、蒸发皿、试管及试管架、烘箱等；蒸馏水、浓硫酸、碳酸钠粉末、石油醚（60～90℃沸程）、无水乙醇、冰醋酸、醋酐、乙酸乙酯、磷钼酸乙醇溶液（5%）等；穿山龙、薯蓣皂苷元对照品。

四、实验内容

（一）薯蓣皂苷元的提取和分离

穿山龙中薯蓣皂苷元的提取和分离流程见图 4-17。

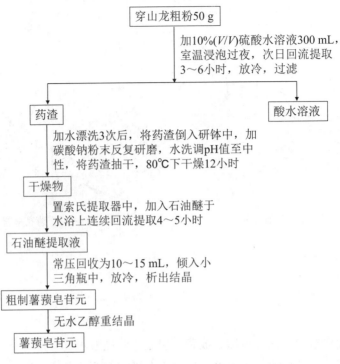

图 4-17　穿山龙中薯蓣皂苷元的提取和分离流程

（二）薯蓣皂苷元的鉴别

1. 薄层色谱检识

1）样品

5% 自制薯蓣皂苷元的乙醇液。

2）对照品

5% 薯蓣皂苷元对照品的乙醇液。

3）吸附剂

硅胶 G。

4）展开剂

石油醚：乙酸乙酯（5∶2）。

5）显色方法

喷洒 5% 磷钼酸乙醇溶液，105℃加热待斑点显色清晰。

记录层析图谱，并计算 Rf 值。

2. 理化检识

1）醋酐－浓硫酸反应

取样品少许，滴加冰醋酸 0.5 mL 使溶解，继续加醋酐 0.5 mL 搅匀，再于溶液的边沿滴加 1 滴浓硫酸，观察反应过程中颜色变化。

2）三氯醋酸反应

取样品少许，用适量乙醇溶解，将样品乙醇液滴在滤纸上，喷 25% 三氯醋酸乙醇液，加热至 60℃，观察颜色变化。

五、思考题

1. 简述连续回流提取法与回流提取法之间的异同点。

2. 上述鉴别反应可以区别三萜皂苷与甾体皂苷吗？两者的反应有何区别？

实验十 黄柏中小檗碱的提取、分离和鉴别

一、实验目的

1. 以黄柏为例，掌握从植物中提取生物碱的原理和方法。

2. 掌握柱层析的基本操作方法以及在中药有效成分的提取分离中的应用。

3. 熟悉小檗碱的理化性质和检识方法。

二、实验原理

中药黄柏为芸香科植物黄皮树 *Phellodendron chinense* Schneid. 的干燥树皮。习称"川黄柏"。黄柏含有生物碱类、酚酸类、柠檬苦素类、萜类等成分；其中生物碱类是其主要活性成分，包括小檗碱、巴马汀、木兰花碱、药根碱等化合物，又以小檗碱（图4-18）含量较高，含量可为 1.4% ～ 4%。

小檗碱分子式 $C_{20}H_{18}NO_4$，黄色针晶，熔点 145℃，能溶于冷水，微溶于冷乙醇，在热水和热乙醇中溶解度大，难溶于丙酮、氯仿、乙醚或苯。其盐酸盐为黄色结晶，难溶于冷水，较易溶于热水和乙醇中。

小檗碱为季铵碱，其游离型在水中溶解度较大，其盐酸盐在水中溶解度小，利用小檗碱的溶解性及根据黄柏中含大量黏液质的特点，首先用石灰乳沉淀黏液质，用碱水自黄柏中提出小檗碱，再加盐酸使转化为盐酸小檗碱，使沉淀析出。

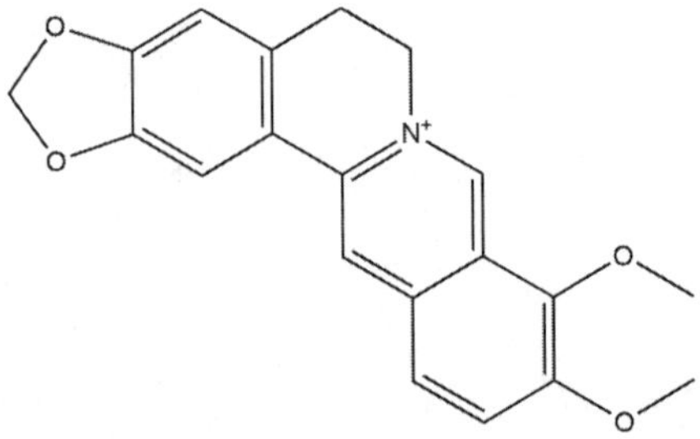

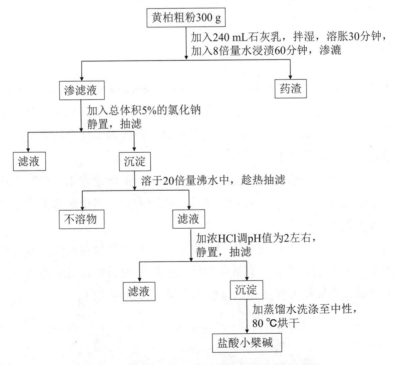

图 4-18　小檗碱的结构式

三、实验仪器与材料

分析天平、渗漉装置、柱层析装置、抽滤装置、试管及试管架、烘箱等；石灰乳、浓盐酸、食盐、硅胶、碘化铋钾试剂、碘化汞钾试剂、碘－碘化钾试剂、硅钨酸、漂白粉及蒸馏水等；黄柏。

四、实验内容

（一）盐酸小檗碱的提取和精制

黄柏中盐酸小檗碱的提取和精制流程见图 4-19。

```
                  黄柏粗粉300 g
                       │ 加入240 mL石灰乳，拌湿，溶胀30分钟，
                       │ 加入8倍量水浸渍60分钟，渗漉
          ┌────────────┴────────────┐
        渗滤液                      药渣
          │ 加入总体积5%的氯化钠
          │ 静置，抽滤
    ┌─────┴─────┐
   滤液        沉淀
               │ 溶于20倍量沸水中，趁热抽滤
          ┌────┴────┐
        不溶物     滤液
                    │ 加浓HCl调pH值为2左右，
                    │ 静置，抽滤
               ┌────┴────┐
             滤液       沉淀
                         │ 加蒸馏水洗涤至中性，
                         │ 80 ℃烘干
                     盐酸小檗碱
```

图 4-19　黄柏中盐酸小檗碱的提取和精制流程

（二）盐酸小檗碱的柱层析纯化

1. 制备吸附柱（湿法装柱）

取层析管，层析管的下端套上乳胶管，乳胶管的另一端套上一螺旋夹，以控制洗脱液的流出速度。在层析管的下端填一层松紧合适平整的脱脂棉。将此层析管垂直地固定在铁架台上，关闭螺旋夹，管内先加入一定体积的洗脱剂（95% 乙醇），打开螺旋夹，放出管内乙醇，将层析管下端的空气泡充分赶尽，然后再加入 95% 乙醇至层析管的下端 1 ～ 2 cm 处，关闭螺旋夹。取硅胶约 35 g 于烧杯中，加入 95% 乙醇 50 mL 调成浆状，赶尽气泡，然后将浆状硅胶缓缓注入层析柱中。当硅胶达到底层时，打开下端螺旋夹，让洗脱剂缓缓流出，并轻轻振动层析柱，使硅胶沉降均匀，当柱内液面接近硅胶柱时，关闭螺旋夹。

2. 加入样品（湿法上样）

取 50 ～ 100 mg 盐酸小檗碱，加少量 95% 乙醇于水浴上热溶解，用滴管沿层析管小心加入，勿使硅胶柱面受到振动，打开螺旋夹，当液体表面下降接触硅胶时，关闭螺旋夹。

3. 洗脱并收集样品

用滴管吸取 95% 乙醇，绕管壁轻轻加入柱内，打开螺旋夹，控制流速 20 ～ 30 滴 / 分钟，不断加入乙醇，保持层析柱内一直有乙醇，待硅胶柱上呈现不同颜色的色带时，继续冲洗，使其彼此分离，并收集开始流出的鲜黄色带，此段为盐酸小檗碱，其余色带为其他成分。

（三）盐酸小檗碱的鉴别

1. 生物碱的一般鉴别反应

取少量精制盐酸小檗碱，用酸水溶解。分成 4 份，分别滴加以下试剂：①碘化铋钾试剂；②碘化汞钾试剂；③碘 – 碘化钾试剂；④硅钨酸试剂。观察有无沉淀析出以及颜色变化，记录观察到的现象和反应结果，并得出结论。

2. 特殊鉴别反应

1）取盐酸小檗碱少量，加稀盐酸 2 mL 溶解后，加漂白粉少许或滴加次氯酸钠溶液 3 滴，振摇后观察颜色变化。

2）取盐酸小檗碱 0.05 g，溶于 50 mL 热水中，加入 10% 氢氧化钠 2 mL，混合均匀，于水浴中加热至 50℃，加入丙酮 5 mL，放置，观察是否产生沉淀以及颜色变化。

五、思考题

1. 层析法操作有哪些注意事项？

2. 在使用生物碱沉淀试剂鉴别生物碱时，至少需要几种生物碱沉淀试剂均呈阳性反应时才能确定该生物碱存在？并简述原因。

第五章　中药分析实验

　　中药分析实验是充分运用现代科学分析方法和技术，对中药及其制剂进行定性鉴别、含量测定、杂质检查以及质量标准研究等实验操作及学习。实验内容紧密联系《中药分析》基础课程理论知识，使学生掌握必要的中药分析的实验原理、方法和技能，是《中药分析》课程教学的重要组成部分，也是中药学类专业的核心课程之一。通过实验基本操作训练，使学生获得较强的中药质量控制工作的能力，正确掌握中药常用法定分析方法及规范化操作技术；并通过设计性实验的训练，培养学生分析问题、解决问题的能力，为今后从事中药检验、新药研发和开展临床药物分析等工作打下基础。

　　本章内容的编写主要依据 2020 年版《中国药典》所收载的内容，从中选出一些具有代表性的药品及实验方法。本章共包括十个实验，实验类型包括验证性、综合性和设计性实验，涉及实验药品包括中药材、饮片、中药制剂半成品及成品等，涵盖的实验方法有薄层色谱法、紫外分光光度法、高效液相色谱法、气相色谱法等。

实验一　甲苯法测定香砂养胃丸的水分含量

一、实验目的

掌握甲苯法测定中药制剂中水分的原理和操作方法。

二、实验原理

　　中药制剂水分测定的常用方法有烘干法和甲苯法，烘干法适用于不含或少含挥发性成分的药品，甲苯法用于含挥发性成分的药品。香砂养胃丸是由木香、砂仁、白术、陈皮、香附、广藿香、茯苓、半夏等12味中药制成的水丸，其中有多味中药中含挥发性成分，应选用甲苯法测定该制剂中水分的含量。

三、实验仪器与材料

甲苯法水分测定装置（见图 5-1）（包括 500 mL 短颈圆底烧瓶、水分测定管、直形冷凝管、外管长 40 cm）；电热套、分析天平、铜丝等；香砂养胃丸（市售品）；甲苯、亚甲蓝，试剂均为 AR 级。

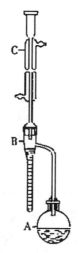

A. 250 mL 圆底烧瓶；B. 水分测定管；C. 直形冷凝管。

图 5-1　甲苯法水分测定装置

注：使用前，全部器具应清洁，并置于烘箱中烘干。

四、实验内容

将香砂养胃丸研碎，取约 25 g（相当于含水量 1～4 mL），精密称定，置 A 瓶中，加甲苯约 200 mL，必要时加入玻璃珠数粒，将仪器各部分连接，自冷凝管顶端加入甲苯，至充满 B 管的狭窄部分。将 A 瓶置电热套中或用其他适宜方法缓缓加热，待甲苯开始沸腾时，调节温度，使每秒钟馏出 2 滴。待水分完全馏出，即测定管刻度部分的水量不再增加时，将冷凝管内部先用甲苯冲洗，再用饱蘸甲苯的长刷或其他适宜的方法，将管壁上附着的甲苯推下，继续蒸馏 5 分钟，放冷至定温，拆卸装置，如有水黏附在 B 管的管壁上，可将蘸甲苯的铜丝推下，放置，使水分与甲苯完全分离（可加亚甲蓝粉末少量，使水染成蓝色，以便分离观察）。检读水量，并计算供试品中的含水量（%）。

五、思考题

1. 实验中所用仪器、器皿是否要烘干？为什么？
2. 为什么说本法适用于含挥发性成分的中药制剂中水分的测定？

实验二 牛黄解毒片的 TLC 鉴别

一、实验目的

1. 掌握薄层荧光法的原理与操作。
2. 掌握薄层色谱法在中药制剂鉴别中的应用。

二、实验原理

利用标准品、对照药材作为对照进行 TLC 检识，以鉴别中成药的真伪。牛黄解毒片由人工牛黄、雄黄、石膏、大黄、黄芩等药味组成，其中大黄的主要有效成分之一为大黄素，在可见光下呈橙黄色，在氨蒸气中呈红色，紫外光（365 nm）照射下可产生荧光，用对照药材和对照品进行对照，在硅胶 H 薄板上检视其斑点可鉴别大黄。黄芩主要有效成分之一是黄芩苷，在硅胶 G 薄板上展开显色后检视其斑点，用对照品进行对照，可鉴别制剂中的黄芩。人工牛黄在日光、紫外光（365 nm）照射下产生荧光，硅胶 G 薄板在可见光、紫外光（365 nm）下检视其斑点，用对照药材进行对照，可鉴别制剂中的人工牛黄。

三、实验仪器与材料

研钵、烧杯、漏斗、试管、量瓶、回流装置、恒温水浴、电磁炉、紫外线灯（365 nm）、烘箱等；牛黄解毒片；猪去氧胆酸，胆酸、正己烷、乙酸乙酯、醋酸、甲醇、乙酸等，均为 AR 级。

四、实验内容

（一）薄层板制备

取 CMC-Na 上清液 30 mL，置研钵中，取 10 g 硅胶 G，分次加入研钵中，充分研磨均匀后，分别加到 2 块备用玻璃板上，轻轻振动玻板，使调好的悬浊液充分涂布整块玻板上，而获得均匀的薄层板，晾干。再在110℃下活化1小时，贮于干燥器中备用。

（二）供试品溶液制备

取本品2片，研细，加氯仿10 mL研磨，滤过，滤液蒸干，残渣加乙醇0.5 mL溶解，作为供试品溶液。

（三）对照品溶液制备

取胆酸、猪去氧胆酸对照品，分别加乙醇制成每1 mL含2 mg的溶液，即得对照液。

（四）点样与展开

在距薄层板底边1～1.5 cm处，用铅笔轻轻划一起始线。用毛细管分别在同一薄层板上点上述3种溶液，样斑直径不超过3 mm。将点样后的薄层板置于盛有展开剂〔正己烷：乙酸乙酯：醋酸：甲醇（20：25：2：3）的上层溶液〕的容器中饱和15分钟后，再将点有样品的一端浸入展开剂0.3～0.5 cm，展开，待展开剂移行15 cm左右取出玻板，立即划出溶剂前沿，晾干，喷以10%硫酸乙醇溶液，在105℃烘约10分钟，置紫外灯（365 nm）下检视，供试品色谱中在与对照品色谱相应的位置上，显相同颜色的两个荧光斑点。

五、思考题

1. 理化鉴别反应与TLC鉴别各有什么特点？
2. TLC鉴别方法中鉴别用的对照物有哪些？

实验三　黄连上清丸中重金属的检查

一、实验目的

通过对中药或中药制剂中重金属的检查，以掌握重金属的检查原理及操作方法。

二、实验原理

目视比色法是以肉眼直接观察比较样品溶液与标准品溶液的颜色深浅，判断样品所含杂质是否超出规定限度。

重金属系指在实验条件下能与硫代乙酰胺或硫化钠作用而显色的金属杂质，常以Pb^{2+}为代表，其原理为：

在酸性溶液中：$CH_3CSNH_2+H_2O\xrightarrow{pH3.5}CH_3CONH_2+H_2S$

$Pb^{2+}+H_2S\xrightarrow{H^+}PbS\downarrow(黑色)+2H^+$

在碱性溶液中：$Pb^{2+}+Na_2S\xrightarrow{H^+}PbS\downarrow(黑色)+2Na^+$

三、实验仪器与材料

25 mL 纳氏比色管及比色架，万分之一分析天平、电磁炉、马弗炉、恒温水浴锅、量瓶、刻度吸管、烧杯、量筒、25 mL 纳氏比色管等；黄连上清丸；硫酸、铅溶液、醋酸盐缓冲液、氨试液、酚酞、硫代乙酰胺等。

四、实验内容

取本品5丸，切碎，过二号筛，取1.0 g，精密称定，置电磁炉上缓慢加热至冒白烟，但不得起明火，放冷至室温，加硫酸0.5～1 mL，使湿润，低温加热，硫酸蒸气除尽后，置马弗炉中500～600℃炽灼，使之完全灰化，移置干燥器内，放冷至室温，精密称定后，置500～600℃炽灼至恒重，放冷，加硝酸0.5 mL，蒸干，待氧化氮蒸气除尽后，放冷。

取25 mL 纳氏比色管3支，甲管中加标准铅溶液2 mL与醋酸盐缓冲液（pH值3.5）2 mL后，加水使成25 mL。将放冷后的样品加盐酸2 mL，置水浴上蒸干后，加水15 mL，滴加氨试液至对酚酞指示液显中性，再加醋酸盐缓冲液（pH值3.5）2 mL，微热溶解后，完全转移至乙管中，加水稀释至25 mL。丙管同时加入标准铅溶液2 mL和玄明粉1.0 g，再加醋酸盐缓冲液2 mL与适量水溶解成25 mL。在甲、乙、丙三管中分别加入硫代乙酰胺试液各2 mL，摇匀，放置2分钟，同置白纸上，自上向下透视，若丙管显示的颜色不浅于甲管，乙管再与甲管比较，显出的颜色不得更深。

标准铅溶液制备：精密称取在105℃干燥至恒重的硝酸铅0.159 8 g置于1 000 mL量瓶中，加硝酸5 mL，水50 mL溶解后，用水稀释至刻度，摇匀，作为储备液。临用前，精密量取储备液10 mL，置于100 mL量瓶中，加水稀释至刻度，摇匀，即得（每1 mL相当于10 μg的Pb）。

五、思考题

1. 重金属的限量检查应注意哪些安全事项？

2.《中国药典》规定重金属检查有几种方法？各适用于哪些药品？

实验四　玄明粉中砷盐的检查

一、实验目的

1. 掌握砷盐检查法的原理和方法。
2. 熟悉砷盐检查法的基本操作。

二、实验原理

古蔡法检查砷盐原理：

$As^{3+}+3Zn+3H^+ \rightarrow 3Zn^{2+}+AsH_3 \uparrow$

$AsO_4^{3-}+3Zn+9H^+ \rightarrow 3Zn^{2+}+3H_2O+AsH_3 \uparrow$

$AsO_4^{3-}+4Zn+11H^+ \rightarrow 4Zn^{2+}+4H_2O+AsH_3 \uparrow$

$AsH_3+ 3HgBr_2 \rightarrow 3HBr+As（HgBr）_3（黄色）$

$2As（HgBr）_3+AsH_3 \rightarrow 3AsH（HgBr）_2（棕色）$

$As（HgBr）_3+AsH_3 \rightarrow 3HBr +As_2Hg_3（棕黑色）$

因为 AsO_4^{3-} 在酸性溶液中被 Zn 还原速度很慢，为提高反应速度，常在反应液中加入 KI 及酸性 $SnCl_2$ 将 AsO_4^{3-} 还原为 AsO_3^{3-}：

$$AsO_4^{3-}+2I^-+2H^+ \rightarrow AsO_3^{3-}+I_2+H_2O$$
$$AsO_3^{3-}+Sn^{2+}+2H^+ \rightarrow AsO_3^{3-}+Sn^{4+}+H_2O$$

反应生成的 I_2 又能与 Sn^{2+} 反应：$I_2+Sn^{2+} \rightarrow 2I^-+Sn^{4+}$

而 I^- 可与 Zn^{2+} 起络合反应：$4I^-+Zn^{2+} \rightarrow [ZnI_4]^{2-}$

从而使生成的 AsH_3 的反应不断进行。

三、实验仪器与材料

恒温水浴、古蔡法测砷装置、万分之一分析天平、量瓶、刻度吸管、烧杯、量筒等；玄明粉；三氧化二砷、氢氧化钠、硫酸、醋酸铅试液、碘化钾试液、氯化亚锡试液、溴化汞试液等。

四、实验内容

（一）标准砷溶液制备

精密称取在 105℃干燥至恒重的三氧化二砷 0.132 g，置于 1 000 mL 量瓶中，加氢氧化钠液（1→5）5 mL 溶解后，用适量的稀硫酸中和，再加稀硫酸 10 mL，用水稀释至刻度，摇匀，作为储备液。临用前，精密量取 10 mL 储备液置于 1 000 mL 量瓶中，加稀硫酸 10 mL，用水稀释至刻度，摇匀，即得（每 1 mL 相当于 1 μg 的 As）。

（二）醋酸铅棉花制备

取脱脂棉 1 g，浸入醋酸铅试液与水的等容混合液 12 mL 中，湿透后，挤压除去过多的溶液，使之疏松，在 100℃以下干燥后，储于玻璃瓶中备用。

（三）安装古蔡法测砷装置

测试前，先于导气管 C 中装入醋酸铅棉花 60 mg（装管高度为 60～80 mm）；再于旋塞 D 的顶端平面上放一片溴化汞试纸（试纸大小以能覆盖孔径而不露出平面为宜），盖上旋塞 E，即可。

古蔡法测砷装置见图 5-2。

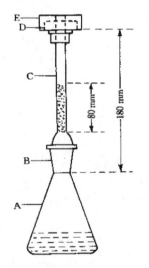

A.砷化氢发生瓶；B.中空磨口塞；
C.导气管；D.具孔有机玻璃旋塞
（孔径与导气管内径一致）；
E.具孔有机玻璃旋塞盖。

图 5-2　古蔡法测砷装置

（四）标准砷斑的制备

精密量取标准砷溶液 2 mL，置 A 瓶中，加盐酸 5 mL 与水 21 mL，再加碘化钾试液

5 mL 与酸性氯化亚锡试液 5 滴，在室温下放置 10 分钟，加锌粒 2 g，立即将瓶塞塞上（瓶塞上装有醋酸铅棉花），将瓶置于 25～40℃水浴中，反应 45 分钟，取出溴化汞试纸，即得。

（五）供试品的砷盐检查

取玄明粉 0.1 g，加水 23 mL 溶解后，再加盐酸 5 mL，照标准砷斑的制备，自"再加碘化钾试液 5 mL……"依法操作。将生成的砷斑与标准砷斑比较，颜色不得更深。

五、思考题

1. 砷盐检查中应注意哪些问题？
2. 比较古蔡法与 Ag-DDC 法的异同？

实验五　分光光度法测定槐花中总黄酮的含量

一、实验目的

1. 掌握分光光度法测定中药中总黄酮的含量。
2. 掌握可见分光光度计的使用方法。

二、实验原理

槐花，为豆科植物槐 *Sphora japonica* L. 的干燥花及花蕾，其中黄酮是其主要活性成分之一。黄酮类化合物可与铝盐、铅盐、镁盐等金属盐类试剂反应，生成有色配合物，可用可见分光光度法测定其含量。本实验利用黄酮类化合物在亚硝酸钠的碱性溶液中，与 Al^{3+} 产生高灵敏度的橙红色配合物，从而用可见分光光度法（比色法）测定槐花中总黄酮的含量。

三、实验仪器与材料

可见分光光度计、分析天平、索氏提取器等；10% 硝酸铝溶液、5% 亚硝酸钠溶液、1 mol/L 氢氧化钠溶液、甲醇（AR 级）等；芦丁对照品（中国食品药品检定研究院）；槐花（市售品）。

四、实验内容

（一）对照品的制备

取芦丁对照品 50 mg，精密称定，置于 25 mL 量瓶中，加甲醇适量，置水浴上微热使溶解，放冷，加甲醇至刻度，摇匀。精密量取 10 mL，置于 100 mL 量瓶中，加水至刻度，摇匀，即得（每 1 mL 中含芦丁 0.2 mg）。

（二）标准曲线的制备

精密量取对照品溶液 1 mL、2 mL、3 mL、4 mL、5 mL 与 6 mL，分别置入 25 mL 量瓶中，各加水至 6.0 mL，加 5% 亚硝酸钠溶液 1 mL，混匀，放置 6 分钟，加 10% 硝酸铝溶液 1 mL，摇匀，放置 6 分钟，加 1 mol/L 氢氧化钠试液 10 mL，再加水至刻度，摇匀，放置 15 分钟，以相应的试剂为空白，照紫外－可见分光光度法，在 500 nm 波长处测定吸光度，以吸光度为纵坐标，浓度为横坐标，绘制标准曲线。

（三）测定法

取本品粗粉约 1 g，精密称定，置索氏提取器中，加乙醚适量，加热回流至提取液无色，放冷，弃去乙醚液。再加甲醇 90 mL，加热回流至提取液无色，转移至 100 mL 量瓶中，用甲醇少量洗涤容器，洗液并入同一量瓶中，加甲醇至刻度，摇匀。精密量取 10 mL，置于 100 mL 量瓶中，加水至刻度，摇匀。精密量取 3 mL，置于 25 mL 量瓶中，照标准曲线制备项下的方法，自"加水至 6.0 mL"起，依法测定吸光度，从标准曲线上读出供试品溶液中含芦丁的浓度（标准曲线的制备是以浓度为横坐标），计算，即得。

槐花按干燥品计算，含总黄酮以芦丁（$C_2H_3O_{16}$）计，不得少于 8.0%。

五、思考题

1. 总黄酮与单体黄酮的测定方法有何不同？
2. 总黄酮的含量测定还有哪些方法，各自的优缺点如何。

实验六　酸性染料比色法测定半夏露中麻黄碱的含量

一、实验目的

1. 学习和掌握酸性染料比色法的基本原理及操作方法。
2. 了解糖浆剂中麻黄碱的测定方法。

二、实验原理

半夏露是由生半夏、桔梗、麻黄、远志等制成的中药复方制剂。其中麻黄主要成分为麻黄碱。该实验利用生物碱（B）在一定 pH 值介质中与 H^+ 结合成盐（BH^+），在此条件下，一些酸性染料（HIn）解离为阴离子（In^-），而与上述盐的阳离子定量结合成有色络合物（$BH^+ \cdot In^-$）。此络合物可定量地溶于某些有机溶剂。测定有机相的吸收度，即可按比色法算出样品中生物碱的量。

三、实验仪器与材料

分液漏斗、移液管、刻度吸管、烧杯、量杯、分光光度计，盐酸麻黄碱对照品溶液（0.1 mg/mL）；溴麝香草酚蓝染料（0.001 mol/L）；混合磷酸盐缓冲液（pH=6.8）；半夏露（市售品）；氯仿等其他试剂均为 AR 级。

四、实验内容

（一）标准曲线

精密吸取盐酸麻黄碱对照品溶液 0.10、0.20、0.40、0.60、0.80、1.00 mL 分别置于分液漏斗中，加入缓冲液 10 mL，再精密加入氯仿 10.0 mL 和溴麝香草酚蓝染料 1.0 mL，振摇使分层。放出氯仿层于比色池中，在 420 nm 处测其吸收度 A，以浓度为横坐标，吸收度为纵坐标作标准曲线。

（二）样品液的制备

精密吸取样品液 0.5 mL 置分液漏斗中，按标准曲线项下的方法，从"加入缓冲液 10 mL"起，依法测其吸收度 A。

从标准曲线上读出样品在吸收度为 A 值时的盐酸麻黄碱的浓度，计算出麻黄碱的百分含量。空白液配制：不加入样品，从"加入缓冲液 10 mL"起同法配制。

$$麻黄碱含量（\%）=\frac{标准曲线上读出的浓度（mg/mL）\times 10\ mL}{样品量（mL）}\times 100\%$$

五、思考题

1. 酸性染料比色法的成败关键是什么？影响实验结果的因素有哪些？
2. 酸性染料比色法适合哪些药品的检测？

实验七　柱色谱 – 紫外分光光度法测定左金丸中盐酸小檗碱的含量

一、实验目的

1. 掌握用连续回流提取法定量提取左金丸中盐酸小檗碱的原理和操作方法。
2. 掌握柱色谱法净化样品和用吸收系数法测定盐酸小檗碱的实验原理和操作方法。
3. 掌握柱色谱 – 紫外分光光度法测定中成药含量的原理及操作方法。

二、实验原理

用连续回流提取法将生物碱以盐的形式提取后，利用柱色谱把左金丸中黄连的有效成分盐酸小檗碱分离出来，盐酸小檗碱在（345±1）nm 处有最大吸收，通过测定此波长下柱色谱的洗脱液的吸收度，从而求出样品中盐酸小檗碱的含量。

三、实验仪器与材料

分析天平、恒温水浴锅、容量瓶、三角瓶、量筒、烧杯、量杯、索氏提取器、色谱柱、中性氧化铝（层析用）、左金丸（市售品）；盐酸、甲醇、乙醇、硫酸。

四、实验内容

（一）左金丸粉末制作

左金丸用研钵研细，粉末可通过三号筛。

（二）提取

取左金丸粉末约 1 g，精密称定，置于索氏提取器中，加盐酸：甲醇（1：100）适量，回流提取至提取液无色（3～4 小时）。

（三）提取液处理

将回流得到的提取液（必要时浓缩）移至 50 mL 量瓶中，用盐酸：甲醇（1：100）稀释至刻度，摇匀。

（四）分离

精密吸取 5 mL 上述提取液，置于已处理好的氧化铝柱（内径约 0.9 cm，中性氧化铝 5 g，湿法装柱，并先用乙醇约 30 mL 预洗）上，用乙醇 25 mL 分次洗脱，收集洗脱液，置于 50 mL 量瓶中，加乙醇稀释至刻度，摇匀［精密吸取 2 mL，置于 50 mL 量瓶中，加硫酸液（0.5 mol/L）稀释至刻度，摇匀］。

（五）测定

照分光光度法，在（345±1）nm 波长处测定样品液的吸收度，以乙醇 2 mL 及硫酸液（0.5 mol/L）稀释至 50 mL 的混合溶液为空白，比色池厚度为 1 cm。

（六）计算

按盐酸小檗碱（$C_{20}H_{18}ClNO_4$）的吸收系数（$E_{1\,cm}1\%$）为 728 计算即得。
要求本品按干燥品计算，含总生物碱以盐酸小檗碱计，不得少于 6.0%

$$含量(\%)=\frac{A}{728W_{样}}\times\frac{50.00}{100}\times\frac{50.00}{5}\times\frac{50.00}{2.00}\times100\%$$

五、思考题

1. 左金丸为什么要研细？
2. 本实验在操作中应注意哪些问题？

实验八　HPLC 法测定五味子中五味子醇甲的含量

一、实验目的

1. 熟悉液相色谱法的一般定量方法及操作。
2. 了解液相色谱法测定的一般原理。

二、实验原理

五味子醇甲（图 5-3）为中药五味子中重要成分之一，属于木质素类成分，《中国药典》规定中药五味子含五味子醇甲不得少于 0.4%（用高效液相色谱法）。

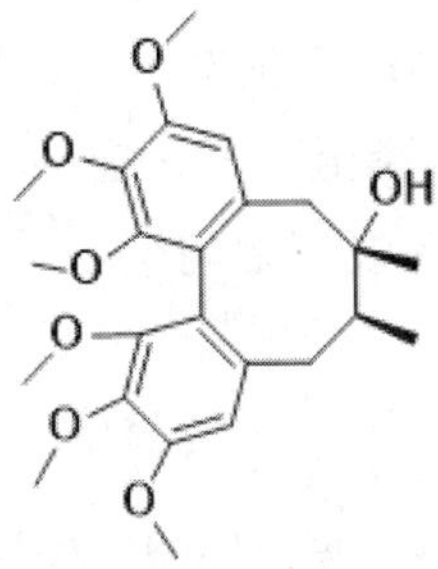

图 5-3　五味子醇甲结构式

三、实验仪器与材料

高效液相色谱仪、紫外检测器、微量进样器、超声仪；五味子醇甲；五味子粉末（过三号筛）；甲醇（AR 级）。

四、色谱条件与系统适用性试验

用十八烷基硅烷键合硅胶为填充剂；甲醇∶水（13∶7）为流动相；检测波长为 250 nm，理论塔板数按五味子醇甲计算应不低于 2 000。

五、实验内容

（一）对照品溶液的制备

取五味子醇甲对照品 15 mg，精密称定，置于 50 mL 量瓶中，用甲醇溶解，并稀释至刻度，摇匀，即得（每 1 mL 含五味子醇甲 0.3 mg）。

（二）样品液制备

取本品粉末（过三号筛）约 0.25 g，精密称定，置于 25 mL 量瓶中，加甲醇约 18 mL，超声处理（功率 250 W，频率 20 kHz）20 分钟，取出，加甲醇至刻度，摇匀，滤过，即得。

（三）测定方法

分别精密吸取样品液和对照品溶液各 10 μL，注入液相色谱仪测定，以面积比等于浓度比求含量，即得。

$$五味子醇甲含量（\%）= \frac{测得的五味子醇甲质量}{称取样品重} \times 100\%$$

本品含五味子醇甲不得少于 0.40%。

六、思考题

1. 在本实验中，用超声提取法提取五味子醇甲，与其他提取方法相比，本方法有哪些优点？
2. 用 HPLC 法测定中药中有效成分的含量的主要优势是什么？

实验九 HPLC 法测定乙肝宁颗粒中黄芪甲苷的含量

一、实验目的

1. 掌握高效液相色谱法的原理和方法。

2. 掌握高效液相色谱仪在中药制剂定量分析中的应用。

二、实验原理

乙肝宁颗粒由黄芪、白花蛇舌草、茵陈等组成，黄芪为君药，其主要有效成分为黄芪甲苷，制剂标准中利用高效液相色谱法测定乙肝宁颗粒中黄芪甲苷的含量。

三、实验仪器与材料

高效液相色谱仪、蒸发光散射检测器、微量进样器、超声仪、C_{18} 色谱柱、微孔滤膜（0.45 μm，有机相）、分析天平、水浴锅、分液漏斗、蒸发皿等；乙肝宁颗粒（市售品）；黄芪甲苷对照品；甲醇、正丁醇、氨试液。

四、色谱条件与系统适用性试验

用十八烷基硅烷键合硅胶为填充剂；甲醇：水（75：25）为流动相；用蒸发光散射检测器检测，柱温为 40℃。

五、实验内容

（一）对照品溶液的制备

取黄芪甲苷对照品 5 mg，精密称定，置于 50 mL 量瓶中，用甲醇溶解，并稀释至刻度，摇匀，即得（每 1 mL 含黄芪甲苷 100 μg）。

（二）样品液制备

取装量差异项下的本品，混匀，取适量，研细，取约 5 g 或 1 g（含乳糖），精密称定，加水 20 mL 使溶解，用水饱和的正丁醇振摇提取 4 次，每次 20 mL，合并正丁醇液，用氨试液 20 mL 分 2 次洗涤，再用以正丁醇饱和的水 20 mL 分 2 次洗涤，取正丁醇液，蒸干，残渣用适量甲醇溶解，转移至 5 mL 量瓶中，加甲醇至刻度，摇匀，滤过，取续滤液，即得。

（三）测定方法

分别精密吸取对照品溶液 10 μL、30 μL 及供试品溶液 20 μL，注入液相色谱仪中，用外标两点法对数方程计算，即得。

六、思考题

1. 请列出本实验中的计算公式?
2. 外标两点法的优缺点是什么? 在什么情况下采用?

实验十 GC 法测定银翘解毒片中薄荷脑的含量

一、实验目的

1. 掌握气相色谱法的工作原理, 熟悉气相色谱法的基本操作方法。
2. 熟悉气相色谱法进行含量测定的操作过程。

二、实验原理

银翘解毒片含对乙酰氨基酚、薄荷脑、桔梗、荆芥穗、牛蒡子等 10 味中药。薄荷脑为该制剂的主要活性成分, 以薄荷脑作为对照品, 采用 GC 法检测银翘解毒片中薄荷脑的含量。该方法操作简单, 柱效高, 灵敏度高, 准确度好, 精密度高, 分析快速, 重现性好, 可有效用于检测银翘解毒片中薄荷脑的含量。

三、实验仪器与材料

气相色谱仪、微量进样器、超声仪等; 乙酸乙酯; 薄荷脑; 银翘解毒片。

四、实验内容

(一) 色谱条件

采用气相色谱进行试验, 以聚乙二醇 (PEG-20M) (或极性相近) 为固定液的毛细管色谱柱; 柱温 120℃; 进样口温度 150℃; FID 检测器温度 180℃; 顶空平衡温度 85℃; 平衡时间 30 分钟; 理论塔板数按丙酮计算不得低于 10 000, 各成分峰间分离度应符合要求。

（二）对照溶液的配制

精密称取薄荷脑对照品 0.010 0 g，分别置于 100 mL 容量瓶中，加乙酸乙酯溶解并稀释至刻度，摇匀；再分别精密吸取 2 mL，分别置于 10 mL 容量瓶中，加乙酸乙酯定容至刻度，摇匀，即得。

（三）供试品溶液的制备

取银翘解毒片 10 片，除去糖衣，精密称定，置于具塞锥形瓶中，加水 15 mL，混匀，加乙酸乙酯 30 mL，密塞，超声处理 30 分钟，转移至分液漏斗中，分取乙酸乙酯层，水层用乙酸乙酯提取 3 次（20 mL、15 mL、15 mL），合并，转移至 100 mL 量瓶，加乙酸乙酯至刻度，摇匀，即得。

（四）样品的测定

分别精密吸取供试品溶液 1 μL、对照品溶液 1 μL，注入气相色谱仪，分别连续进样 2 次，测定峰面积，按外标法计算薄荷脑的含量。

五、思考题

1. 气相色谱法的优点有哪些？
2. 银翘解毒片中薄荷脑的测定除了用 GC 法之外，还可以用什么方法进行测定？

第六章　中药药理学实验

中药药理学实验是《中药药理学》课程的重要内容。中药药理学实验以中医药基本理论为指导，以中药功效为主线，运用现代科学实验方法进行研究，探索中药和机体的相互作用及规律。本章共有九个实验，旨在培养学生的基本知识和基本技能，加深其对中药药理基本理论的理解，并掌握中药药理实验的具体操作技术，进一步提高学生的专业素养。

实验一　生大黄、芒硝对小鼠肠道运动的影响

一、实验目的

1. 学习测定小鼠小肠运动的实验方法。
2. 观察大黄对小鼠小肠运动的影响。

二、实验原理

消化道内容物的移动速度与胃排出时间、小肠的运动及消化管内容物的流动性有关。口服生大黄可刺激肠蠕动加速，有泻下作用。芒硝在肠内不易吸收，使肠内渗透压升高，大量水分留在肠腔，机械性刺激肠壁致泻。因炭末在肠道内不被吸收，以炭末作为指示剂，测定在一定时间内炭末在肠道的推进距离，可观察药物对小肠运动的影响。

三、实验仪器与材料

手术剪、眼科镊、直尺、注射器、灌胃针；10% 活性炭末混悬液（用 7% 羧甲基

纤维素钠配制）、生理盐水、1 g/mL 生大黄水溶液、100% 芒硝水溶液；小鼠，体重 18 ～ 22 g。

四、实验内容

1. 取禁食（不禁水）12 小时小鼠 15 只，随机分 3 组，称重，编号。

2. 各给药组小鼠分别灌胃给予 100% 芒硝水溶液（0.2 mL/10 g），生大黄水溶液（0.2 mL/10 g），空白组、对照组给予等容积蒸馏水。

3. 20 分钟后各组均灌胃给予 10% 活性炭末混悬液 0.6 mL/ 只。

4. 20 分钟后脱颈椎处死小鼠，剖开腹腔，分离肠系膜，剪取上端至幽门、下端至回盲部的肠管，轻轻将小肠拉直，准确量取小鼠幽门至炭末推进前沿的长度以及小鼠小肠总长。

按以下公式计算推进百分率：

炭末推进百分率 =（炭末从幽门部到推进前沿的移动距离 / 小鼠小肠总长）× 100%

五、注意事项

1. 每组给药至处理的间隔时间要一致，避免处理时间不同造成的实验误差。

2. 剪取肠段时动作要轻柔，测量时避免过度牵拉。

六、思考题

1. 大黄致泻的主要成分及作用机理是什么？

2. 影响肠蠕动的因素有哪些？

实验二　柴胡对发热家兔的解热作用

一、实验目的

1. 观察柴胡对家兔体温的影响。

2. 了解柴胡解热作用的特点。

二、实验原理

采用伤寒、副伤寒甲乙三联菌苗作为致热原，三联菌苗注射家兔后可诱导内生性致热原，进一步将发热信息传递至体温调节中枢，干扰体温调节中枢对体温的正常调节，致使产热大于散热，家兔体温升高，造成家兔发热模型。

三、实验仪器与材料

体温计、家兔固定架、注射器；伤寒、副伤寒甲乙三联菌苗、生理盐水、柴胡注射液（2 g/mL，10 mL/ 支）、3% 苦味酸溶液、液状石蜡、氨基比林注射液（2 mL/ 支）；家兔，体重 2 ～ 3 kg。

四、实验内容

1. 取家兔 4 只，用 3% 苦味酸溶液标记，随机分为甲、乙、丙、丁 4 组，兔架固定。

2. 分别测肛温 2 次，以均值作为正常体温。

3. 甲、乙、丙组家兔耳缘静脉注射伤寒、副伤寒甲乙三联菌苗（1 mL/kg），每隔 30 分钟测试肛温一次。待体温升高超过 1℃后，分别按步骤 4 所述给药。

4. 甲组：耳缘静脉注射生理盐水 2 mL/kg；乙组：耳缘静脉注射柴胡注射液 2 mL/kg；丙组：耳缘静脉注射氨基比林注射液 60 mg/kg；丁组（对照组，未发热）：耳缘静脉注射柴胡注射液 2 mL/kg。

5. 给药后 30、60、90、120 分钟分别测试肛温一次，记录并分析结果。

五、注意事项

1. 家兔测肛温前，体温计前部需要涂抹少量液状石蜡，测温时操作尽量轻柔。

2. 健康家兔正常体温为 38.5 ～ 39.5℃。

六、思考题

1. 比较柴胡和氨基比林解热机制的异同？

2. 分析解表药和清热药解热各有什么特点？

实验三　三七对小鼠凝血时间的影响

一、实验目的

1. 学习小鼠凝血时间的测定方法。
2. 比较生、熟三七对小鼠凝血时间的影响。

二、实验原理

凝血时间是指血液离开血管，在体外发生凝固所需要的时间。毛细玻管法是利用离体静脉血与携带负电荷的毛细玻璃管表面接触后，凝血因子XII激活，进一步导致一系列内源凝血系统激活，最终纤维蛋白原活化为纤维蛋白，使得血液凝固。凝血时间的长短反映了凝血因子含量和功能的变化。三七具有散瘀止血的功效，三七素是其止血作用的主要活性成分。由于三七素性质不稳定，易发生分解，因此三七一般生用以用于止血。

三、实验仪器与材料

天平、秒表、直径 0.5 mm 毛细玻璃管、灌胃针（12 号）、注射器、棉球等；生三七粉、熟三七粉、0.9% 氯化钠溶液、3% 苦味酸溶液；小鼠，体重 18 ～ 22 g。

四、实验内容

1. 实验组：取小鼠 15 只，称重，3% 苦味酸溶液编号，随机分 3 组，分别按步骤 2 所述给药。

2. 正常组：给予 0.9% 氯化钠溶液；生三七粉组：给予生三七粉 1.4 g/kg；熟三七粉组：给予熟三七粉 1.4 g/kg。各组小鼠灌胃给药体积为 0.2 mL/10 g，每天给药 1 次，连续给药 7 天。

3. 末次给药后 30 分钟，麻醉小鼠，用毛细玻璃管进行眼眶取血。

4. 待血液注满后取出毛细玻璃管平放于桌上，每隔 10 秒钟，折断两端毛细玻璃管约 0.5 cm，并缓慢向左右拉开，观察折断处是否有血凝丝，血凝丝出现所需要时间即为凝血时间。

五、注意事项

1. 毛细玻璃管管径的粗细是造成凝血时间误差的重要原因。
2. 凝血时间受室温影响，温度过低会使凝血时间缩短。

六、思考题

1. 比较生三七和熟三七对凝血时间的影响？
2. 思考测定凝血时间有什么临床意义？

实验四　雷公藤对大鼠足肿胀的影响

一、实验目的

1. 掌握鸡蛋清引起大鼠后足跖急性炎症肿胀的方法。
2. 观察雷公藤的抗炎作用。

二、实验原理

鸡蛋清作为异种蛋白注入大鼠后足跖内，可引起大鼠急性炎症，以及局部组织肿胀。雷公藤具有祛风除湿，活血通络，消肿止痛和杀虫解毒的作用。通过测量雷公藤有效成分处理前、后大鼠后足跖的周长变化，可评价雷公藤的抗炎作用。

三、实验仪器与材料

天平、软塑料尺、注射器、手术剪、棉球等；1 g/mL 雷公藤水煎醇沉液、0.9% 氯化钠溶液、5 mg/mL 地塞米松注射液、10% 蛋清溶液、3% 苦味酸溶液；大鼠，体重 150 ～ 200 g。

四、实验内容

1. 取大鼠 3 只，称重，用 3% 苦味酸溶液编号，分为甲、乙、丙 3 组。

2. 将大鼠右后肢拉直，用软塑料尺分别量取足跖的周长，测量 2 次，取平均值作为用药前周长。

3. 各组大鼠分别腹腔注射给予药物。甲组：给予 0.9% 氯化钠溶液；乙组：给予雷公藤水煎醇沉液，注射容积为 6 ～ 8 mL/kg；丙组：给予地塞米松注射液 1 mL/ 只。

4. 30 分钟后在每只大鼠右后肢足掌远端进针至踝关节附近，皮下注射 10% 蛋清溶液 0.1 mL。

5. 于 30 分钟，60 分钟，90 分钟和 120 分钟时分别测量大鼠足跖的周长。

6. 按以下公式计算药物在不同时间内的足肿胀度和足肿胀抑制率。

足肿胀度（%）=（致炎后足跖周长—致炎前足跖周长）/ 致炎前足跖周长 ×100%

足肿胀抑制率（%）=（对照组足肿胀度—给药组足肿胀度）/ 对照组足肿胀度 ×100%

五、注意事项

1. 测量用软尺应无伸缩性。
2. 测量足跖周长时，每次应该在同一位置。

六、思考题

1. 比较雷公藤和地塞米松抗炎作用有何不同？
2. 分析雷公藤抗炎作用的有效成分为哪些？

实验五　青皮对大鼠胆汁分泌的作用

一、实验目的

1. 学习测定大鼠胆汁分泌量的实验方法。
2. 了解青皮水煎液对大鼠胆汁分泌的影响。

二、实验原理

胆汁由胆盐、胆色素、胆固醇、卵磷脂、钾、钠、钙等组成。胆汁由肝细胞分泌后储存于胆囊中，经胆总管流入十二指肠。胆汁的分泌、排泄和消化功能有密切关系。青皮有疏肝破气，消积化滞的功能，可促进胆汁的分泌。大鼠为无胆囊动物，对大鼠进行胆管插管，可以动态观测青皮对胆汁分泌的影响。

三、实验仪器与材料

天平、胆汁引流管、灌胃针（16号）、注射器、大鼠手术台、手术剪、止血钳、纱布、棉球等；3%去氢胆酸、2 g/mL青皮水煎液、10%氨基甲酸乙酯、0.9%氯化钠溶液；大鼠，体重150～200 g。

四、实验内容

1. 取禁食（不禁水）12小时大鼠15只，随机分为正常组、阳性组、青皮水煎液组，称重，编号。

2. 所有大鼠腹腔注射10%氨基甲酸乙酯0.3 mL/100 g，待大鼠麻醉后，仰位固定在大鼠手术台。

3. 沿腹正中线切开约2 cm，打开腹腔，以胃幽门为标准，翻转引出十二指肠，从乳头部追踪胆总管。在胆总管下放2根丝线，结扎乳头部，向肝脏方向做"V"形切口，插入胆汁引流管，即可见淡黄色胆汁流出，结扎固定细塑料管，用塑料离心管收集胆汁。

4. 用止血钳夹闭腹腔，以0.9%氯化钠溶液润湿的纱布覆盖表面。待胆汁流出稳定20分钟后，收集胆汁30分钟。

5. 正常组、阳性组、青皮水煎液组分别由十二指肠注射0.9%氯化钠溶液、3%去氢胆酸、2 g/mL青皮水煎液1 mL/100 g。给药后每隔30分钟收集一次胆汁，共收集3次。

6. 记录胆汁体积，并按下列公式计算给药后胆汁流量增加百分率。

胆汁流量增加百分率（%）=（给药后胆汁流量 - 给药前胆汁流量）/ 给药前胆汁流量 ×100%

五、注意事项

1. "V"形切口时，勿将胆管切断，应保持插管通畅。

2. 大鼠胆总管直径为0.5～1.0 mm，应选择合适大小的插管。

3. 药物需预热到38℃。

六、思考题

1. 举例说明利胆药的作用方式有哪些？
2. 为何选择大鼠进行利胆实验？

实验六　延胡索对小鼠的镇痛作用

一、实验目的

1. 掌握热板法镇痛实验方法。
2. 观察延胡索的镇痛作用。

二、实验原理

热刺激引起的疼痛性刺激可通过感觉纤维传入脊髓，最后到达大脑皮质感觉区引起疼痛。小鼠的足部受到刺激产生疼痛后，会发生舔足的疼痛反应，以此作为疼痛指标，可观察药物的镇痛作用。热板法是筛选中枢性镇痛药的经典方法之一，以小鼠接触热板到舔足所需的时间作为痛阈值。延胡索含有大量生物碱，能活血、行气、止痛，是常用的活血化瘀药物。

三、实验仪器与材料

热板测痛仪、烧杯、天平、注射器、秒表、针头；生理盐水、1 mg/mL 哌替啶注射液、3% 苦味酸溶液、4 g/mL 延胡索水煎醇沉液；小鼠，体重 18 ～ 22 g。

四、实验内容

1. 调节热板测痛仪温度至 55℃。
2. 自小鼠放置于热板上至出现舔后足为止，此段时间作为该鼠的正常痛阈值。筛选痛阈值大于 5 秒钟、小于 30 秒钟为合格小鼠，用于后续实验。
3. 选取合格小鼠 3 只，随机分为甲组、乙组、丙组，用 3% 苦味酸溶液编号。甲组小鼠腹腔注射延胡索水煎醇沉液 0.2 mL/10 g，乙组小鼠腹腔注射哌替啶注射液 0.2 mL/10

g，丙组小鼠腹腔注射生理盐水 0.2 mL/10 g。

4. 给药后 15 分钟、30 分钟、45 分钟、60 分钟、90 分钟分别测定各小鼠痛阈值。若小鼠在热板上 60 秒钟无痛觉反应，应取出，按 60 秒钟计算。

5. 按下列公式计算用药后不同时间点的痛阈提高百分率。

痛阈提高百分率 =（给药后痛阈值 − 给药前痛阈值）/ 给药前痛阈值 × 100%

五、注意事项

1. 本实验受室温影响较大，以 15 ～ 20℃为宜。

2. 本实验需选用雌性小鼠。雄性小鼠遇热时睾丸易下垂，阴囊触及热板而致敏感反应，影响结果。

3. 正常小鼠放入热板后易出现不安、举前肢、舔前足等现象，均不能作为疼痛指标。

六、思考题

1. 分析延胡索的镇痛作用机理？

2. 比较热板法和小鼠甩尾法在对药物的敏感性方面有何异同？

实验七　金钱草对家兔的利尿作用

一、实验目的

1. 学习急性利尿的实验方法。

2. 观察金钱草对家兔的利尿作用。

二、实验原理

尿液的生成是通过肾小球的滤过、肾小管和集合管的重吸收及分泌而实现的。利尿药通过作用于肾单位的不同部位，增加水和电解质的排出而产生利尿作用。金钱草有利尿通淋，利湿退黄，清热消肿等功效。

三、实验仪器与材料

兔手术台、兔固定架、兔开口器、量筒、烧杯、注射器、胶布等；金钱草水煎液 2 g/mL、5% 葡萄糖盐水、液状石蜡；家兔，体重 2～3 kg。

四、实验内容

1. 选取 2 只家兔，分为甲、乙 2 组，称重后置于兔箱，耳缘静脉注入 5% 葡萄糖盐水 10 mL/kg。

2. 导尿管尖端先用液状石蜡润滑，再自尿道轻而慢插入至膀胱内，即有尿液滴出，再插入 1～2 cm 即可，接着用胶布将导尿管与家兔固定。

3. 给水负荷后 30 分钟给药，给药前先轻压下腹部排空膀胱。

4. 甲组家兔通过灌胃管灌入金钱草水煎液 10 mL/kg，乙组家兔灌入蒸馏水 10 mL/kg。

5. 给药完毕，记录时间，开始收集尿液，每隔 30 分钟测定各组家兔排泄的尿量 1 次，直至给药后 120 分钟。

6. 收集全班数据，计算单位时间内尿量的均数和标准差，并用 t 检验法进行组间显著性检验。

五、注意事项

1. 选用雄性家兔，因为选用雌性家兔易误插到子宫腔内而导致实验失败。

2. 每次收集尿液前，需用手轻压下腹部，以排空膀胱的余尿。

3. 家兔的插入深度为 8～12 cm。

4. 膀胱插管时，膀胱套管开口应对准输尿管在膀胱壁的开口处，结扎线勿扎住输尿管。

六、思考题

论述金钱草的药理作用及利尿作用机制。

实验八　人参对小鼠游泳时间的影响

一、实验目的

1. 学习抗疲劳药物的筛选模型。
2. 了解人参水提物对小鼠的抗疲劳作用。

二、实验原理

根据中医过度劳累有伤形体的理论，迫使小鼠连续游泳，使其处于极度的应激状态，体力逐步衰弱而致"气虚"。小鼠负重游泳实验常被用于评价药物对运动性疲劳的作用。小鼠负重游泳时间越长，说明其抗疲劳能力越强。人参具有大补元气，复脉固脱之效。

三、实验仪器与材料

天平、灌胃针（12 号）、秒表、温度计、玻璃缸；1 g/mL 人参水提物、蒸馏水；小鼠，体重 18 ～ 22 g。

四、实验内容

1. 取净制后鲜参，在 40 ～ 50℃下干燥后粉碎，过 100 目筛，以蒸馏水配制成浓度为 0.25 g/mL 的混悬液。

2. 选取小鼠 10 只，随机分为正常组和人参水提物组 2 组，分别灌胃蒸馏水和人参水提物，灌胃体积为 0.2 mL/10 g。

3. 连续灌胃 14 天。末次给药 30 分钟后，在小鼠尾部负荷 2 g（10% 体重）铅块，置于玻璃缸（水深 20 cm，水温 20 ～ 30℃）中游泳并开始计时，从小鼠游泳开始到体力耗竭的时间计为小鼠的力竭游泳时间。

4. 以协调运动的丧失，以及入水中 10 秒钟不能浮出水面者记为体力衰竭。

五、注意事项

1. 小鼠应单只游泳，避免相互攀扶。
2. 严格控制水温，保证每只小鼠的实验水温一致。

六、思考题

分析人参水提物发挥抗疲劳作用的可能机制。

实验九　桔梗对小鼠氨水引咳的作用

一、实验目的

1. 学习小鼠氨水引咳法。
2. 观察桔梗的止咳作用。

二、实验原理

利用化学药物引起动物咳嗽，接着观察桔梗的止咳作用。氨水是一种具有刺激性的化学物质，小鼠吸入氨水气雾后即可引起咳嗽。桔梗有宣肺、利咽、祛痰等功效，可用于治疗咽痛、音哑、咳嗽、痰多等症状。通过计算单位时间内小鼠的咳嗽次数可以分析桔梗的镇咳作用。

三、实验仪器与材料

天平、灌胃针（12号）、秒表、橡皮管、超声雾化器、烧杯、注射器、量筒；1 g/mL桔梗水煎液、磷酸可待因、浓氨水、生理盐水；小鼠，体重 18 ~ 22 g。

四、实验内容

1. 选取小鼠15只，随机分为甲、乙、丙3组。
2. 甲组小鼠灌服桔梗水煎液 20 g/kg（0.2 mL/10 g），乙组小鼠灌服同容积生理盐水，丙组小鼠腹腔（或皮下）注射磷酸可待因 30 mg/kg（0.1 mL/10 g）。

3. 末次给药后 30 分钟，小鼠开始浓氨水喷雾处理。

4. 观察并记录各组小鼠引咳潜伏期（从喷雾出现至发生咳嗽的时间），以及小鼠 3 分钟内咳嗽次数，3 分钟内不咳嗽者潜伏期以 3 分钟计算。

5. 统计分析结果，并按下列公式计算咳嗽抑制率。

咳嗽抑制率（%）=（对照组平均咳嗽次数 – 给药组平均咳嗽次数）/ 对照组平均咳嗽次数 ×100%

五、注意事项

1. 小鼠典型咳嗽动作为腹肌收缩，同时张大嘴，有时可有咳嗽声。否则算作无咳嗽。
2. 保持实验室安静。

六、思考题

1. 分析浓氨水诱导咳嗽的机制。
2. 探讨桔梗止咳的机理。

第七章　中药药剂学实验

中药药剂学实验部分紧密结合《中药药剂学》理论课程要求，突出实验与理论相结合的系统性，通过中药药剂学实验课进一步掌握常用剂型的基本理论知识、制备方法、质量控制及操作要点等，通过对典型药剂的实验操作和实验报告的书写，培养学生的实际动手能力、独立实验能力、分析问题和解决问题的能力，从而为中药新制剂的研发奠定实践基础。

实验一　散剂的制备

一、实验目的

1. 掌握一般散剂的制备工艺流程。

2. 掌握含小剂量药物散剂、含低共熔成分散剂等特殊类型散剂的制备方法与操作要点。

3. 熟悉"等量递增混合法"、散剂的常规质量要求和质量检查方法。

二、实验原理

散剂系指原料药物或与适宜的辅料经粉碎、均匀混合制成的干燥粉末状制剂，供口服或外用。按药物性质，散剂可分为一般散剂、含小剂量药物（如毒性药、贵重药）散剂和含低共熔成分散剂等。

散剂的制备工艺流程包括粉碎、过筛、混合、分剂量、质量检查、包装等。散剂中的药物均应为粉末，粉碎是药物和辅料均应进行的操作单元，不同类型的散剂，粉末粒度的要求也有所不同。除另有规定外，一般口服散剂应通过五至六号筛（细粉）；儿科和外用散剂应通过七号筛（最细粉）；用于消化道溃疡病应通过七号筛，以充分发挥其治疗和保护溃疡面的作用；眼用散剂应通过九号筛（极细粉）。

混合是制备散剂的关键操作，混合均匀与否直接影响到散剂的质量，包括剂量准确、用药安全与有效性等。主要的混合方法有研磨混合、搅拌混合与过筛混合等，在实际操作中常将几种混合方法结合起来使用。当处方中药物比例相差悬殊时，应采用"等量递增法"混合，即取量小的组分及等量的量大的组分先混合均匀，再加入与混合物等量的量大的组分混合均匀，以此类推，直至混合完毕；若组分的色泽相差悬殊，应采用"打底套色法"混合，即先将量少、色深的组分放入药粉饱和过的研钵中，作为基础，即为"打底"，再将量多、色浅的组分逐渐等量加入进行混合，即为"套色"；若各组分的密度相差悬殊，应先将密度小的组分加入研磨器内，再加入密度大的组分进行混合；若含低共熔成分，一般应先使之产生共熔，再用其他成分吸收混合制成散剂。

散剂可单剂量包装，多剂量包装者一般应附分剂量的用具。含毒性药物的口服散剂应单剂量包装。散剂的质量检查应按照《中国药典》（2020 年版）四部通则 0115 散剂的有关规定进行。

三、实验仪器与材料

天平、研钵、不锈钢筛；滑石粉、甘草、朱砂、薄荷脑、樟脑、氧化锌、硫酸阿托品、乳糖、胭脂红乳糖；益元散、痱子粉、硫酸阿托品散。

四、实验内容

（一）益元散

【处方】

滑石粉 30.0 g，甘草 5.0 g，朱砂 1.5 g；制成 36.5 g。

【制法】

1）朱砂采用"水飞法"粉碎成极细粉：将朱砂碎块置于研钵中，加入适量清水，研磨成糊状，再加多量水搅拌，粗粒下沉，立即倾出混悬液，将下沉的粗粒再研磨，如此反复操作，直至全部研细为止。合并混悬液，静置，待沉淀后，倾去上面的清水，收集湿粉干燥，研散即得极细粉。滑石粉、甘草粉碎成细粉，过六号筛备用。

2）在研钵内加入少量滑石粉研磨，以饱和研钵的表面能。然后称取处方量的朱砂置于研钵中，采用"等量递增法"与滑石粉研匀，倒出。

3）称取处方量的甘草粉末置于研钵中，同样采用"等量递增法"与上述混合物研匀。

4）将制好的益元散按每包 3.0 g 分装，即得。

【功能主治】

清暑利湿。用于感受暑湿、身热心烦、口渴喜饮、小便赤短等症。

【质量检查】

按照《中国药典》（2020 年版）四部通则 0115 散剂项下要求进行检查。

1）性状

本品为浅粉红色粉末，手捻有润滑感，味甜。

2）粒度

该散剂应为细粉，按照《中国药典》（2020 年版）粒度和粒度分布测定法（通则 0982 单筛分法）测定。

3）外观均匀度

取供试品适量，置光滑纸上，平铺约 5 cm²，将其表面压平，在明亮处观察，应色泽均匀，无花纹与色斑。

4）水分

按照《中国药典》（2020 年版）水分测定法（通则 0832）测定，除另有规定外，不得过 9.0%。

5）装量差异

取供试品 10 袋（瓶），分别精密称定每袋（瓶）内容物的重量，求出内容物的装量与平均装量。每袋（瓶）装量与平均装量相比较，超出装量差异限度（±7%）的散剂不得多于 2 袋（瓶），并不得有 1 袋（瓶）超出装量差异限度的 1 倍。

6）微生物限度

按照《中国药典》（2020 年版）非无菌产品微生物限度检查：微生物计数法（通则 1105）和控制菌检查法（通则 1106）及非无菌药品微生物限度标准（通则 1107）检查，应符合规定。

【注意事项】

朱砂极细粉应先与滑石粉混匀，避免朱砂极细粉被甘草粉末吸附而"咬色"。朱砂与滑石粉宜采用打底套色法混合。处方中各药物混合时均应遵循等量递增原则。

（二）痱子粉

【处方】

薄荷脑 0.1 g，樟脑 0.1 g，氧化锌 10.0 g，滑石粉 10.0 g；制成约 20.0 g。

【制法】

1）分别称取 10.0 g 的滑石粉和氧化锌，将两者研细混匀，过七号筛，即得滑石粉与氧化锌的混合细粉。

2）另分别称取 0.1 g 的薄荷脑和樟脑，置于研钵内研磨形成低共熔混合物，向共熔混合物中加入适量的滑石粉与氧化锌的混合细粉，以吸收共熔混合物，然后将剩余的

"混合粉"按"等量递增法"加入并研匀，过七号筛。

3）将制好的 20.0 g 痱子粉分为 4 份，包装即得。

【功能主治】

散风祛湿、清凉止痒，主要用于汗疹、痱毒、湿疮痛痒等。

【质量检查】

1）性状

本品为白色粉末，手捻有润滑感。

2）粒度

该散剂应为最细粉。

3）外观均匀度

取供试品适量，置光滑纸上，平铺约 5 cm²，将其表面压平，在明亮处观察，应色泽均匀，无花纹与色斑。

4）水分

按照《中国药典》（2020 年版）总则中水分测定法测定，不得过 9.0%。

5）装量

按照《中国药典》（2020 年版）总则中最低装量检查法检查，应符合规定。

6）微生物限度

按照《中国药典》（2020 年版）进行检查，应符合规定。

【注意事项】

痱子粉属于含低共熔混合物的散剂，处方中薄荷脑和樟脑可形成低共熔混合物，制备时应先将低共熔成分混合使其共熔，再用其余混合粉末吸收低共熔混合物。制备过程中需采用"等量递增法"（配研法）混合，以利于药物细粉充分混合均匀。

（三）硫酸阿托品散

【处方】

硫酸阿托品 0.25 g，胭脂红乳糖 0.25 g，乳糖 24.5 g；制成 25.0 g。

【制法】

1）取少量乳糖，加入研钵中研磨，使研钵内壁饱和即可倾出。

2）称取处方量的硫酸托品与胭脂红乳糖，置于研钵中研匀，然后以"等量递增法"逐渐加入乳糖，研匀。

3）待色泽均匀后，分装，每包 0.1 g。

【功能主治】

抗胆碱药，常用于胃肠痉挛疼痛等。

【质量检查】

按照《中国药典》（2020 年版）四部通则 0115 散剂项下要求进行检查。

157

1）性状

本品为淡红色粉末。

2）粒度

该散剂应为细粉。

3）外观均匀度

取供试品适量，置光滑纸上，平铺约 5 cm²，将其表面压平，在明亮处观察，应色泽均匀，无花纹与色斑。

4）干燥失重

按照《中国药典》（2020 年版）中干燥失重测定法（通则 0831）测定，在 105℃下干燥至恒重，减失重量不得过 2.0%。

5）装量差异

取供试品 10 袋（瓶），分别精密称定每袋（瓶）内容物的重量，求出内容物的装量与平均装量。每袋（瓶）装量与平均装量相比较，超出装量差异限度（±15%）的散剂不得多于 2 袋（瓶），并不得有 1 袋（瓶）超出装量差异限度的 1 倍。

6）微生物限度

按照《中国药典》（2020 年版）进行检查，应符合规定。

【注意事项】

硫酸阿托品散中胭脂红为着色剂，有助于观察散剂的均匀性和不同稀释度散剂间及其与原药间的区别。胭脂红乳糖的制法为：取胭脂红 0.1 g 置于研钵中，加入 90% 乙醇 1～2 mL，研磨使胭脂红溶解，随后按"等量递增法"逐渐加入乳糖 9.9 g，研匀，50～60℃干燥，过筛，即得。

五、实验结果

1. 将益元散质量检查结果填于表 7-1。

2. 将痱子粉质量检查结果填于表 7-1。

3. 将硫酸阿托品散质量检查结果填于表 7-1。

表 7-1　散剂质量检查结果

制剂	检查结果（性状、外观均匀度等）
益元散	
痱子粉	
硫酸阿托品散	

六、思考题

1. "等量递增混合法"的原则是什么？

2. 什么是低共熔现象？处方中常见的低共熔成分有哪些？含低共熔混合物的散剂应如何制备？

3. 硫酸阿托品散处方中乳糖和胭脂红乳糖所起的作用是什么？

实验二　液体药剂的制备

一、实验目的

1. 掌握液体药剂的分类及特点、常用液体药剂的制备方法与操作要点。
2. 熟悉液体药剂的质量评价标准及检查方法。
3. 了解液体药剂中常用附加剂的使用方法。

二、实验原理

（一）液体药剂

液体药剂是指药物分散在适宜的分散介质中制成的液体形态的制剂，可供内服或外用。根据分散相粒子大小、物态和分散情况不同，液体药剂可分为真溶液型、胶体溶液型、乳状液型、混悬液型液体药剂。不同类型的液体药剂其制备方法、质量要求和质量检查项目有所不同。

（二）真溶液型液体药剂

真溶液是指药物以分子或离子状态溶解于适当溶剂中制成的液体制剂。如溶液剂、芳香水剂、甘油剂、醋剂、糖浆剂等。真溶液型液体药剂外观均匀澄明，常用水、乙醇、丙二醇、甘油、脂肪油等作为分散介质。真溶液型液体药剂的制备方法一般包括溶解法、稀释法和化学反应法。其中溶解法应用最多，一般制备过程为：称量→溶解→混合→滤过→加分散介质至全量→质量检查→包装→标签等。溶解法制备溶液剂需注意：①一般先取处方量 1/2 ～ 3/4 的溶剂，加入药物，搅拌使溶解，滤过，再从滤器上添加溶剂至全量，最后搅匀即得。②处方中若有助溶剂、增溶剂、pH 值调节剂、稳定剂、防腐剂及抗氧剂等附加剂，或有溶解度较小的药物，应先以适量溶剂溶解后再加入其他药物；其中对热稳定而溶解缓慢的药物，可加热促进溶解；易溶解的药物、液体药物及挥发性药物最后加入；挥发性或不耐热的药物则应在 40℃以下时加入，以免挥发或破坏损失。③制备芳香水剂时，为加速分散，常用分散剂如滑石粉等分散或剧烈振摇，使油水充分接触加速溶解。

稀释法适用于制备高浓度溶液或易溶性药物的浓贮备液。化学反应法是指将两种或两种以上的药物，通过化学反应而制成新的药物溶液的制备方法，待化学反应完成后，滤过，自滤器上添加蒸馏水至全量即得。此法适用于原料药物缺乏或质量不符合要求的情况。

（三）胶体溶液型液体药剂

胶体溶液系指质点大小在 $1 \sim 100$ nm 范围的分散相分散于分散介质中制成的液体制剂。分散介质大多为水，少数为非水溶剂。根据分散相质点的聚集形式，胶体溶液可分为高分子溶液和溶胶两大类。高分子溶液剂是指高分子化合物溶解于溶剂中制成的均相液体制剂，又称亲水胶体；溶胶是指分散相质点以多分子聚集体（胶体微粒）分散于溶剂中形成的非均相液体药剂，又称疏水胶体。高分子溶液的配制过程基本上与真溶液型液体药剂类同，不同之处是高分子药物溶解时要经过溶胀过程，宜将高分子药物分次撒布于水面上，使其自然吸水膨胀，然后再搅拌或加热使之溶解。溶胶的制备常采用分散法或凝聚法。处方中若含有脱水作用的电解质、高浓度醇、糖浆、甘油等物质，宜先溶解或稀释后再加入，且用量不宜过大。如需过滤，所采用的滤材宜与胶体溶液的电荷相适应，最宜使用不带电荷的滤器，以免凝聚。

（四）混悬型液体药剂

混悬剂是指难溶性固体药物以细小颗粒分散在液体介质中形成的非均相分散体系。分散相粒径一般大于 0.5 μm，小于 10 μm。优良的混悬剂外观粒子细腻、分散均匀，不结块；沉降应缓慢，下沉的粒子经振摇能迅速再均匀分散；粒子大小及液体黏度均应符合用药要求，便于准确量取；外用混悬剂应易于涂展在皮肤患处，且不易被擦掉或流失；为安全起见，剧毒药不应制成混悬剂。

混悬剂的不稳定性主要表现在粒子的沉降，其沉降速度遵循 Stokes 定律：

$$V = \frac{2r^2 (\rho_1 - \rho_2) g}{9\eta}$$

式中，$V-$ 沉降速度；$r-$ 粒子半径；ρ_1- 粒子密度；ρ_2- 液体介质密度；$g-$ 重力加速度；$\eta-$ 混悬剂黏度。混悬剂粒子的沉降速度与粒子半径成正比，与混悬剂黏度成反比。要制备沉降缓慢的混悬剂，首先应考虑减小粒子半径，再减少粒子与液体介质的密度差，或者增加介质黏度。因此，制备混悬剂时应先将药物研细，并加入适宜的助悬剂，如天然高分子化合物、半合成纤维素衍生物和糖浆等。此外，可根据需要加入润湿剂、絮凝剂、反絮凝剂等附加剂。

混悬剂的制备有分散法与凝聚法，制备时应结合药物理化性质、应用途径等多方面因素进行选择。分散法制备混悬剂时，亲水性药物先研磨至一定细度，再加液研磨至适宜分散度，最后加入其余液体至全量。加液研磨时，通常取药物 1 份，加 $0.4 \sim 0.6$ 份液体分散剂为宜。遇水膨胀的药物不宜采用加液研磨法；疏水性药物可先加润湿剂研磨，再加其他液体研磨，最后加水性分散介质至全量。

凝聚法包括化学反应法和微粒结晶法。制备时，应注意化学反应生成沉淀或溶剂转换析出结晶的条件，以获得细腻均匀的沉淀。处方中若有盐类，宜先制成稀溶液加入，以防发生脱水作用。

（五）乳状液型液体药剂

乳剂是指互不相溶的两相经乳化使其中一相以液滴形式分布在另一相中制备成的非均相液体制剂，可供口服、外用及注射给药。乳剂一般是由油相（O）、水相（W）和乳化剂组成。乳剂的类型主要取决于乳化剂的种类、性质及两相体积比，主要分为水包油（O/W）型乳剂和油包水（W/O）型乳剂，常采用稀释法和染色镜检法进行鉴别。

乳剂的制备方法包括干胶法、湿胶法、新生皂法等。干胶法制备时先将胶粉与油相混合均匀，一次性加入一定量的水并迅速研磨至形成初乳，再逐渐加水稀释至全量。湿胶法制备时则是先将胶粉溶于水中制成胶浆作为水相，然后将油相分次少量加入水相中，边加边研磨至形成初乳，再逐渐加水稀释至全量。制备初乳时，油、水、胶有一定的比例，如植物油比例为 4：2：1，挥发油比例为 2：2：1，液状石蜡比例为 3：2：1。新生皂法是将油水两相混合，在两相界面上生成新生皂类乳化剂，通过搅拌形成乳剂。植物油中含有有机酸，如硬脂酸、油酸等，加入氢氧化钠、氢氧化钙、三乙醇胺等，在高温（70℃）或振摇下可生成新生皂类乳化剂。生成钠皂可形成 O/W 型乳剂；生成钙皂可形成 W/O 型乳剂。

三、实验仪器与材料

天平、研钵、量筒、具塞玻璃瓶、滤纸、玻璃漏斗、烧杯、玻璃棒、电磁炉、蒸发皿；薄荷油、滑石粉、蒸馏水、碘、碘化钾、甲酚、豆油、氢氧化钠、炉甘石、氧化锌、甘油、羧甲基纤维素钠、枸橼酸钠、5% 苯扎溴铵溶液、三氯化铝、生大黄、沉降硫、液化酚、吐温 80、花生油、氢氧化钙溶液、软皂、樟脑、松节油、液状石蜡、阿拉伯胶、西黄蓍胶、尼泊金乙酯溶液、糖精钠溶液。

四、实验内容

（一）真溶液型液体药剂

1. 薄荷水
【处方】
薄荷油 0.2 mL，滑石粉 1.5 g，蒸馏水加至 100 mL。

【制法】

1）精密称取滑石粉 1.5 g 置于干燥研钵中，加入薄荷油 0.2 mL，充分研匀。

2）量取蒸馏水 95 mL，分次加到研钵中，先加少量，在研钵中研匀后再逐渐加入其余的蒸馏水，每次都要研匀，最后留下少量蒸馏水。

3）将上述混合液移入 150 mL 的有塞玻璃瓶中，用余下的蒸馏水将研钵中的滑石粉冲洗入玻璃瓶，加塞剧烈振摇 10 分钟。用润湿过的滤纸反复滤过，直至澄清。再自滤器上添加蒸馏水至 100 mL，即得。

【功能主治】

芳香调味药与驱风药。用于胃肠胀气，或作溶剂。

【质量检查】

检查薄荷水的 pH 值、澄清度、嗅味等，本品应为澄清水溶液，具薄荷香气。

【注意事项】

1）本品为薄荷油的饱和水溶液（约 0.05%，V/V），处方用量为溶解量的 4 倍，配制时不能完全溶解。

2）该处方是采用分散法制备，薄荷油与滑石粉应充分研磨至分散均匀。但不宜过度重研，滑石粉不宜过细，否则制出的溶液易浑浊。

2. 复方碘溶液

【处方】

碘 5.0 g，碘化钾 10.0 g，蒸馏水加至 100 mL。

【制法】

取处方量的碘化钾 10.0 g 置于适宜的容器中，加蒸馏水约 10 mL 使溶解，再加入碘 5.0 g，搅拌溶解后，加蒸馏水至 100 mL，振摇均匀，即得。

【功能主治】

调节甲状腺功能。用于因缺碘所引起的疾病，如甲状腺功能亢进的辅助治疗。

【质量检查】

本品为红棕色澄清液体，有碘特征性臭味。

【注意事项】

1）碘有腐蚀性，切勿接触皮肤与黏膜。

2）碘在水中溶解度小，为 1∶2 950，加入碘化钾作助溶剂形成 KI_3，可增加碘的溶解度。

3）为使碘能迅速溶解，宜先将碘化钾加适量蒸馏水（1∶1）配制成浓溶液，然后加入碘，完全溶解后，再加水稀释至全量。

4）本品口服，一次 0.1～0.5 mL，服用量小且有刺激性，宜用 5～10 倍水稀释后服用。

（二）胶体溶液型液体药剂

1. 甲酚皂溶液

【处方】

甲酚 50 mL，豆油 17.3 g，氢氧化钠 2.7 g，蒸馏水加至 100 mL。

【制法】

1）取处方量的氢氧化钠 2.7 g，加蒸馏水 10 mL 溶解，备用。

2）取处方量的豆油 17.3 g，置于蒸发皿中，在水浴上加热，加入氢氧化钠溶液，时时搅拌至皂化完全（取溶液一滴加蒸馏水 9 滴，无油滴析出即为皂化完全）。

3）趁热加入甲酚，搅拌均匀，放冷，再加蒸馏水至 100 mL，混合均匀，即得。

【功能主治】

消毒防腐，用于手、器械和排泄物的消毒。

【质量检查】

本品应为黄棕至红棕色黏稠液体，具有甲酚的臭味，与皮肤接触有肥皂的润滑感。

【注意事项】

1）甲酚较高浓度时对皮肤有刺激性，切勿直接接触皮肤和黏膜。

2）甲酚又称煤酚，在水中溶解度为 1∶50，制备过程中生成的肥皂增溶而制成的 50% 甲酚皂溶液，俗称"来苏儿"。甲酚、肥皂、水三种组分形成的溶液具有胶体溶液特征，三种组分配伍比例适当时可形成澄清溶液，且用水稀释不出现浑浊现象。

3）皂化是重要步骤，皂化是否完全与成品质量有密切关系，必要时可加入少量乙醇约 5 mL，促进皂化反应进行，反应完全后可加热除醇。

（三）混悬型液体药剂

1. 炉甘石洗剂

【处方】

炉甘石洗剂组分及处方序号见表 7-2。

表 7-2 炉甘石洗剂组分及处方序号

组分	处方序号				
	1	2	3	4	5
炉甘石 /g	5	5	5	5	5
氧化锌 /g	15	15	15	15	15
甘油 /mL	5	5	5	5	5
羧甲基纤维素钠 /g	0.15				
枸橼酸钠 /g		0.15			

续表

组分	处方序号				
	1	2	3	4	5
5% 苯扎溴铵溶液 /mL			0.1		
三氯化铝 /g				0.1	
蒸馏水加至 /mL	100	100	100	100	100

【制法】

1）制备各稳定剂：称取羧甲基纤维素钠 0.15 g，加蒸馏水 20 mL 溶解成胶浆，备用；称取枸橼酸钠 1.15 g，加蒸馏水 10 mL 溶解，备用；称取三氯化铝 0.1 g，加蒸馏水 10 mL 溶解，备用。

2）制备混悬剂：采用加液研磨法制备各处方混悬剂。称取处方量的炉甘石、氧化锌细粉（过 120 目筛），置研钵中，加入甘油及适量蒸馏水研磨成糊状，再按处方加入其他成分，随加随搅拌，最后加水至全量，研磨均匀即得。

【功能主治】

具有保护皮肤、收敛、消炎、杀菌作用。用于皮肤炎症，如丘疹、亚急性皮炎、湿疹、荨麻疹等。

【质量检查】

1）性状：本品为淡红色混悬液。久置后分层，振摇后易重新分散。

2）再分散性：将制备好的炉甘石洗剂转移至 100 mL 具塞量筒中，静置 48 小时后，将具塞量筒倒置翻转，记录量筒底部沉降物分散完全所需翻转次数（一反一正记为一次）。

3）沉降容积比：将制备好的炉甘石洗剂分别转移至 100 mL 具塞量筒中，塞住量筒口，同时充分振荡相同次数，记录初始高度 H_0（mL），然后分别记录放置 5 分钟、10 分钟、30 分钟、60 分钟、90 分钟、120 分钟后沉降物的高度 H（mL），计算沉降容积比（H/H_0），将结果填至表中。以时间为横坐标，沉降容积比为纵坐标，绘制各处方的沉降曲线，判断各处方混悬剂沉降性能的优劣。

【注意事项】

1）羧甲基纤维素钠不仅可增加分散介质的黏度以延缓沉降，还可形成带电的水化膜包裹在颗粒表面，防止聚集。

2）甘油可降低固体颗粒和分散介质间的界面张力，从而减少粒子的聚集倾向。使用时，当水分蒸发后，也有利于药物滞留在皮肤上。

3）为使药物颗粒细小并分散均匀，制备时可采用胶体磨、超声波发生器等设备进行处理。

2. 颠倒散洗剂

【处方】

生大黄 7.5 g，沉降硫 7.5 g，液化酚 1 mL，甘油 10 mL，CMC-Na 0.5 g，吐温 80 5.0 g，

蒸馏水加至 100 mL。

【制法】

生大黄、沉降硫研细过七号筛，将细粉置于研钵中，加液化酚、甘油、CMC-Na、吐温 80 研匀后，再加液研磨，加水至 100 mL，混匀即得。

【功能主治】

保护皮肤，抑制皮脂分泌，轻度杀菌与收敛。用于脂溢性皮炎、痤疮、疥疮、体癣等。

【质量检查】

本品为黄棕色混悬液，久置后分层，但振摇后易分散。

【注意事项】

1）处方中沉降硫疏水性强，甘油、吐温 80 作润湿剂，CMC-Na 作助悬剂，蒸馏水为分散介质。

2）加液研磨时蒸馏水应分次加入，随加随研匀。

（四）乳状液型液体药剂

1. 石灰搽剂

【处方】

花生油 15 mL，氢氧化钙溶液 15 mL，制成 30 mL。

【制法】

取处方量的氢氧化钙溶液与花生油，置于具塞玻璃瓶中，加盖用力振摇使成乳状液，即得。

【功能主治】

具有消炎止痛、抗菌消毒、刺激生长、改善肤色等作用，用于治疗轻度烧伤、烫伤。

【质量检查】

本品为半透明蜡状乳剂。

【注意事项】

1）该制备方法为新生皂法，花生油中所含少量游离脂肪酸与氢氧化钙经皂化反应生成钙皂，乳化花生油形成 W/O 型乳剂。

2）花生油可替换为其他植物油，如菜籽油、麻油、棉籽油等。

2. 松节油搽剂

【处方】

软皂 3.0 g，樟脑 2.0 g，松节油 26 mL，加蒸馏水至 40 mL。

【制法】

称取处方量的软皂与樟脑粉末置于研钵中研磨至液化；分次逐渐加入松节油，不断研磨至均匀，然后将此混合物分次注入装有适量蒸馏水（约 25 mL）的量筒中，每次加后用力振摇，至形成细腻的乳白色液体为止；加蒸馏水至 100 mL，混匀，用纱布滤过，即得。

【功能主治】

本品为镇痛类药物，具有增进局部血液循环，缓解肿胀和轻微止痛作用，可用于减轻肌肉痛、关节痛、神经痛以及扭伤。

【质量检查】

本品为乳白色的稠厚液体；有松节油及樟脑的特臭；与水振摇起多量的泡沫。

【注意事项】

本品系干胶法制备。软皂与樟脑研匀后，松节油需分次缓慢加入，研磨时沿同一方向用力研匀；研钵应干燥。

3. 液状石蜡乳

【处方】

液状石蜡 12 mL，阿拉伯胶 4.0 g，西黄蓍胶粉 0.5 g，5% 尼泊金乙酯溶液 0.1 mL，1% 糖精钠溶液适量，加蒸馏水至 30 mL。

【制法】

1）将阿拉伯胶粉、西黄蓍胶粉置于干燥研钵中，研磨分散均匀，加入液状石蜡研匀。

2）加蒸馏水 8 mL，迅速连续用力朝同一个方向研磨至发出"噼啪"声，形成浓厚的乳状液，即制得初乳。

3）向上述初乳中分别加入适量 1% 糖精钠溶液、5% 尼泊金乙酯溶液，随加随研磨；再加蒸馏水至 30 mL，研匀，即得。

【功能主治】

本品为轻泻剂，用于治疗便秘。

【质量检查】

本品为乳白色的乳状液。

【注意事项】

1）本品系干胶法制备，制备初乳是关键步骤，研磨时应朝同一方向、不间断迅速研磨，直至形成初乳，方可加水稀释。其中油、水、胶的比例需控制为约 4∶2∶1。

2）研钵应干燥，量油的量器应干燥，量水的量器不能沾油。

五、实验结果

乳剂类型的鉴别：

（一）稀释法

取试管，加入待测乳剂一滴，再加入蒸馏水 5 mL，振摇，观察乳剂和蒸馏水是否能够混合均匀，如能混合均匀为 O/W 型乳剂，如不能混合均匀则为 W/O 型乳剂。

（二）镜检染色法

将待测乳剂均匀地涂在载玻片上，分别加入少许水溶性染料亚甲蓝和油溶性染料苏丹 I 染色，在显微镜下观察，即可根据实验结果判断乳剂类型。苏丹染液均匀分散的乳剂则为 W/O 型，亚甲蓝均匀分散的为 O/W 型。

将乳剂质量检查结果填于表 7–3。

表 7-3　乳剂质量检查结果

制剂	外观性状	乳剂类型
石灰搽剂		
松节油搽剂		
液状石蜡乳		

六、思考题

1. 制备薄荷水时，为什么薄荷油投料量是溶解量的 4 倍？多余的薄荷油在哪里？加入滑石粉的作用是什么？

2. 碘有腐蚀性，称量时需注意什么？

3. 复方碘溶液有刺激性，口服时应注意什么？

4. 甲酚皂的制备原理是什么？

5. 什么是沉降硫？硫黄有哪些类型，颠倒散洗剂为何选用沉降硫？

6. 混悬剂的稳定性与哪些因素有关？举例说明常用的混悬剂稳定剂有哪些？

7. 制备乳剂时，乳化剂的种类和用量选择的依据是什么？

实验三　注射剂的制备

一、实验目的

1. 掌握注射剂常用的提取和精制方法、制备工艺流程与操作方法。

2. 熟悉注射剂的质量要求及质量检查方法。

二、实验原理

注射剂系指从药材中提取的有效物质制成的可供注入人体内的灭菌溶液或乳状液，以及供临用前配成溶液的无菌粉末或浓溶液。按分散系统分，注射剂可分为溶液型注射剂、注射用无菌粉末、混悬型注射剂和乳剂型注射剂等。根据临床用药需要，注射剂的给药途径主要有静脉注射、脊椎腔注射、肌内注射、皮下注射、皮内注射等。

制备工艺流程包括原、辅料的准备→药料的提取、精制→配液→滤过→灌注→熔封→灭菌→质量检查→印刷包装→成品。常用的提取精制方法为水醇法、醇水法、蒸馏法、透析法、超滤法、酸碱沉淀法、离子交换法等。制备时需根据有效成分的特性选择适宜的方法和溶剂，尽可能地除去杂质并保留有效成分，以保证中药注射剂的质量。水醇法是生产中药注射剂最常用的方法，由传统浸提法（水煎法）和目前应用较广泛的精制法（醇沉法）联合而成。其原理是中药原料中的大部分有效成分既可溶于水中又可溶于醇中，先用水提出有效成分，然后用不同浓度的乙醇沉淀除去杂质。蒸馏法主要用于提取挥发性成分。如柴胡、野菊花、鱼腥草、艾叶、徐长卿、防风、细辛、大蒜、薄荷、荆芥等均宜用蒸馏法提取有效成分。

注射剂的处方组分可以是有效成分、有效部位或药材。为确保和提高质量，注射剂的原、辅料必须符合《中国药典》2020 年版等药品标准中的有关规定。

注射液的配液方法有浓配法和稀配法两种。经初滤、精滤、质检合格后，注射液应立即灌封。主药易氧化的注射液，配液和灌注时可通入惰性气体，如二氧化碳。灌注时药液不能黏附在安瓿颈壁上，以免熔封时出现焦头，且应按《中国药典》2020 年版等规定增加附加量，以保证注射用量不少于标示量。

注射剂灌封后应立即灭菌。常用灭菌方法有流通蒸汽灭菌、煮沸灭菌和热压灭菌法。应根据灌装容量、药物性质及制剂的稳定性等因素进行选择。一般小容量的中药注射剂多采用 100℃湿热灭菌 30 分钟，10 ～ 20 mL 安瓿瓶可酌情延长 15 分钟，热稳定产品可采用热压灭菌法。

除应具有制剂的一般要求外，还要求无菌、无热原、澄明度和剂量合格，安全性和稳定性符合要求，渗透压和 pH 值符合规定。

三、实验仪器与材料

不锈钢锅、烧杯、电磁炉、水浴锅、蒸发皿、三角烧瓶、安瓿、乙醇灯、减压抽滤装置、垂熔玻璃滤器、灌注器、熔封装置、天平、澄明度检查装置、热压灭菌器、pH 值试纸、滤纸；丹参、注射用水、蒸馏水、乙醇、10% 氢氧化钠溶液、柴胡、氯化钠、聚山梨酯 80、活性炭；丹参注射液、柴胡注射液。

四、实验内容

（一）丹参注射液

【处方】

丹参1500g，注射用水适量，制成1000mL。

【制法】

1）空安瓿的处理

用常水冲刷外壁，然后灌入常水，甩洗2次。再用加热的去离子水，甩洗2次，最后用澄明度合格的注射用水灌满安瓿，煮沸30分钟后取出，甩干，放入250℃烘箱干燥，备用。

2）注射液提取精制

取丹参1500g，加水煎煮3次，第一次2小时，第二、三次各1.5小时，合并煎液，滤过，滤液通过减压蒸馏浓缩至750mL，得到丹参浓缩液。加乙醇沉淀2次，第一次使混合液含醇量为75%，第二次使混合液含醇量为85%，每次沉淀均冷藏放置后过滤，滤液回收乙醇，并浓缩至约250mL。加注射用水至400mL，混匀，冷藏放置，滤过，得水处理提取液。用10%氢氧化钠溶液调节pH值6.8，煮沸半小时，滤过，加注射用水至1000mL。

3）注射液的灌封

灌封前检查灌注器是否严密不漏水，用洗液浸泡，再分别用常水、蒸馏水洗至不显酸性，最后用注射用水洗至流出的水经澄明度检查合格，即可用于灌注。为了保证在使用时能够满足临床剂量要求，灌注前应适当增加装量。根据流动性按照下表调节装量。

注射剂的装量见表7-4。

表7-4　注射剂的装量

标示装量/mL	增加装量/mL	
	易流动液	黏稠液
0.5	0.10	0.12
1.0	0.10	0.15
2.0	0.15	0.25
5.0	0.30	0.50
10	0.50	0.70
20	0.60	0.90
50	1.0	1.5

接着进行灌装操作，将制备得到的药液立即灌装于 2 mL 安瓿中，通入二氧化碳于安瓿上部空间，灌装时要求装量准确，随灌随封。采用拉丝封口，将颈部置于熔封灯火焰温度最高处，掌握好安瓿在火焰中停留时间，待玻璃完全软化，用镊子夹住顶端慢拉，拉细处在火焰上停留片刻再拉断，避免出现细丝。

4）灭菌与检漏

将熔封好的安瓿进行煮沸灭菌 15 分钟后，向沸水中加入 2 mL 蓝黑墨水，进行检漏。

【功能主治】

活血化瘀，通脉养心。用于冠心病胸闷、心绞痛等症。

【质量检查】

1）pH 值

注射液的 pH 值按照《中国药典》（2020 年版）四部通则 0631 测定，应为 5.0 ～ 7.0。

2）装量差异

按照《中国药典》（2020 年版）四部通则 0102 装量检查法，取供试品 5 支，开启时注意避免损失，将内容物分别用相应体积的干燥注射器及注射针头抽尽，然后注入经标化的量具内（量具的大小应使待测体积至少占其额定体积的 40%），在室温下检视。每支的装量均不得少于其标示量。

3）可见异物检查（澄明度）

按照《中国药典》（2020 年版）四部通则 0904 可见异物检查法，将供试品置于遮光板边缘处，在明视距离（通常为 25 cm），手持容器颈部（每次检查可手持 2 支），轻轻旋转和翻转容器，如有气泡产生影响观察时，需静置足够时间至气泡消失后检查。使药液中可能存在的可见异物悬浮分别在黑色和白色背景下目视检查，重复观察，总检查时限为 20 秒钟。供试品中不得检出金属屑、玻璃屑、长度超过 2 mm 的纤维、最大粒径超过 2 mm 的块状物以及静置一定时间后轻轻旋转时肉眼可见的烟雾状微粒沉积物、无法计数的微粒群或摇不散的沉淀，以及在规定时间内较难计数的蛋白质絮状物等明显可见异物。

4）不溶性微粒

按照《中国药典》（2020 年版）四部通则 0903 不溶性微粒检查法检查，可采用光阻法和显微计数法，当光阻法测定结果不符合规定或供试品不适于用光阻法测定时，应采用显微计数法进行测定，并以显微计数法的测定结果作为判断依据。

5）热原

按照《中国药典》（2020 年版）四部通则 1142 热原检查法检查，应符合规定。

6）无菌检查

按照《中国药典》（2020 年版）四部通则 1101 无菌检查法检查，应符合规定。

7）溶血与凝聚试验（安全性检查）

首先制备 2% 红细胞悬液。取家兔心脏血约 1 mL 置于抗凝管中，于 1 500 转 / 分离心 15 分钟，弃去上清液，沉淀的红细胞用 1 mL 生理盐水重悬洗涤，再离心取红细胞沉淀，如此重复操作清洗 3 次至上清液不显红色。最后将得到的红细胞用生理盐水稀释成体积比为 2% 的红细胞悬液，于 4℃储存备用，当天使用，用时摇匀。

试验方法：取试管 5 支，编号，1 ～ 3 号管中各加样品 0.3 mL、生理盐水 2.2 mL，4 号管加生理盐水 2.5 mL 作为阴性对照，5 号管加蒸馏水 2.5 mL 作阳性对照，然后分别向各管加 2% 红细胞悬液 2.5 mL，轻轻摇匀，置 37℃恒温箱内，3 小时内不得有溶血现象和凝血现象。若有凝聚，可取其中含供试品试管振摇，应能均匀分散。

（二）柴胡注射液

【处方】

柴胡 1 000 g，聚山梨酯 80 3 g，氯化钠 9 g，注射用水适量，制成 1 000 mL。

【制法】

1）空安瓿的处理

同丹参注射液。

2）注射液提取精制

取柴胡 1 000 g，切碎，加水温浸，用水蒸气蒸馏，收集初馏液，再进行重蒸馏，收集重蒸馏液约 1 000 mL。加入处方量的聚山梨酯 80，搅拌使油完全溶解，再加入氯化钠 9 g，溶解后，加入适量活性炭，搅匀，煮沸 20 ～ 30 分钟，过滤（初滤），加注射用水至 1 000 mL。调节 pH 值为 4.0 ～ 7.0，测定吸收度，精滤，即得。

3）注射液的灌封

同丹参注射液。

4）灭菌与检漏

同丹参注射液。

【功能主治】

清热解表。用于治疗感冒、流行性感冒以及疟疾等引起的发热。

【质量检查】

1）pH 值

注射液的 pH 值按照《中国药典》（2020 年版）四部通则 0631 测定，应为 5.0 ～ 7.0。

2）吸收度

精密量取本品 5 mL，置于 50 mL 量瓶中，加水稀释至刻度，摇匀，作为供试品溶液。另精密量取本品 5 mL，置于蒸发皿中，水浴上蒸干，加水使溶解，转移至 50 mL 量瓶中，加水稀释至刻度，摇匀，作为空白对照。采用分光光度法测定，在 278 nm 和 243 nm 处分别有最大和最小吸收。且在 278 nm 处吸收度不小于 0.65。

3）装量差异

同丹参注射液。

4）可见异物检查（澄明度）

同丹参注射液。

5）不溶性微粒

同丹参注射液。

6）热原

按照《中国药典》（2020年版）四部通则1142热原检查法检查，应符合规定。

7）无菌检查

按照《中国药典》（2020年版）四部通则1101无菌检查法检查，应符合规定。

【注意事项】

1）滤过是保证注射液澄明度的重要操作，一般分为初滤和精滤两步。常用滤器有滤纸、滤棒、垂熔玻璃滤器、微孔滤膜等。初滤可采用滤纸过滤，精滤可采用垂熔玻璃滤器、微孔滤膜等过滤。

2）灌注时，应使安瓿瓶略低于灌注器位置，灌注针头预先用硅油处理。灌注时要快拉慢压，药液不得沾于安瓿颈壁，防止焦头产生。

五、实验结果

1.将丹参注射液的质量检查各项结果填于表7-5。

表7-5　丹参注射液质量检查结果

检查项目	外观	pH 值	装量差异	可见异物
检查结果				
结果判定				

2.将柴胡注射液的质量检查各项结果填于表7-6。

表7-6　柴胡注射液质量检查结果

检查项目	外观	pH 值	吸收度	装量差异	可见异物
检查结果					
结果判定					

六、思考题

1.水醇法制备中药注射剂的原理是什么？该方法的优缺点是什么？

2.除了水醇法，中药注射剂的制备方法还有哪些？各法的原理和使用范围是什么？

3. 注射剂澄明度检查对注射剂生产有何意义？影响注射剂澄明度的因素有哪些？

4. 活性炭在中药注射剂制备过程中有何作用？

5. 在中药传统剂型中没有注射剂这种剂型，由于注射剂具备多种独特的优点，故在几十年前有人开始研制中药注射剂，但目前还存在很多亟待解决的问题。请思考中注射剂发展面临哪些困难，应该如何解决。

实验四　软膏剂的制备

一、实验目的

1. 掌握不同基质类型软膏剂的制备方法与操作要点。
2. 熟悉软膏剂的质量评价方法。

二、实验原理

（一）软膏剂

软膏剂是指药物与适量基质均匀混合制成的具有适当稠度的膏状外用制剂。可以发挥局部或全身治疗作用。软膏基质作为药物载体和赋形剂对软膏的质量、药物的释放、药物的吸收及药物的疗效都有很大的影响。软膏基质主要分为三类：

1. 油脂性基质

包括烃类、类脂及动物油脂等。如凡士林、石蜡、羊毛脂等。

2. 乳剂型基质

由半固体或固体油溶性成分、水溶性成分和乳化剂三种组分组成。根据加入的乳化剂不同，可以制得 O/W 型或 W/O 型软膏。常用的乳化剂有聚山梨酯 80、月桂醇硫酸钠和三乙醇胺皂等。

3. 水溶性基质

由天然或合成的水溶性高分子物质所组成。常用的有甘油明胶、聚乙二醇、聚丙烯酸、纤维素衍生物等。

（二）软膏剂的制备方法

主要有研和法、熔和法和乳化法三种。可根据药物和基质性质、制备量和设备条件等进行选择。油脂性基质软膏主要采用研和法和熔和法。

1.研和法

若基质为油脂性半固体或液体成分组成的基质，在常温下通过研磨即可与药物混合均匀，可采用研和法。先取药物与部分基质或适宜液体研磨成细腻糊状，再等量递加其他基质研匀直至无砂砾感。该法适用于小量制备且药物不溶于基质者。

2.熔和法

若软膏基质的熔点不同，常温下不能与药物均匀混合时采用此法。先加热熔化高熔点基质，再加入其他低熔点成分融合成均匀基质，然后加入药物搅拌均匀。可溶性药物直接加入熔化的基质中，不溶性药物筛入熔化或软化的基质中，搅拌至冷却即得。

3.乳化法

将油溶性成分和水溶性成分分别加热至 70 ～ 80℃，然后将水相缓慢加入油相中，边加边搅直至冷凝即得。

三、实验仪器与材料

天平、研钵、量筒、具塞玻璃瓶、滤纸、玻璃漏斗、烧杯、玻璃棒、电磁炉、蒸发皿；薄荷油、滑石粉、蒸馏水、碘、碘化钾、甲酚、豆油、氢氧化钠、炉甘石、氧化锌、甘油、羧甲基纤维素钠、枸橼酸钠、5% 苯扎溴铵溶液、三氯化铝、生大黄、沉降硫、液化酚、吐温 80、花生油、氢氧化钙溶液、软皂、樟脑、松节油、液状石蜡、阿拉伯胶、西黄蓍胶、尼泊金乙酯溶液、糖精钠溶液；黄芩素细粉、3 种不同类型基质。

四、实验内容

3 种不同基质的黄芩素软膏的制备。

【处方】

黄芩素细粉（过六号筛）0.4 g，不同类型基质 9.6 g，制成 10.0 g。

【制法】

1）油脂性基质黄芩素软膏的制备

称取凡士林 8.7 g，加入羊毛脂 0.9 g，水浴（60℃）加热熔融后，加入黄芩素细粉，充分搅匀，放冷即得。

2）乳剂性基质黄芩素软膏的制备

（1）取硬脂酸 1.2 g、单硬脂酸甘油酯 0.4 g、蓖麻油 2.0 g、尼泊金乙酯 0.01 g 共置于干燥烧杯内，水浴加热至 80℃，搅拌使完全熔化，作为油相。

（2）取甘油 1.0 g，黄芩素 0.4 g，蒸馏水 5 mL 置于另一烧杯中，水浴加热至 80℃，边搅拌边加入三乙醇胺 0.15 mL，使黄芩素全溶，作为水相。

（3）取冰片 0.02 g 加入（1）中溶解，然后立即徐徐注入（2）中，边加边向同一方向搅拌均匀，至室温，即得。

　　3）水溶性基质黄芩素软膏的制备

　　（1）取黄芩素 0.4 g，苯甲酸钠 0.01 g 置于蒸发皿中，加入蒸馏水 7 mL，水浴加热使溶解，放冷。

　　（2）另取甲基纤维素 1.7 g、甘油 1.0 g 在研钵内研匀。

　　（3）将（1）加入（2）中，边研边加，至研匀，即得。

【功能主治】

具有消炎止痛、清热解毒、生发滋养、美容养颜等功效。

【质量检查】

1）性状

三种不同基质的黄芩素软膏为均匀、细腻，具适当黏稠性的黄色半固体。

2）定性鉴别

采用显色法或薄层色谱法鉴别软膏中的黄芩素。

3）刺激性检查

剃去家兔背上的毛约 2.5 cm^2，待剃毛所产生的刺激痊愈后，取软膏 0.5 g 均匀地涂在剃毛部位使形成薄膜层，24 小时后观察，应无水疱、出疹、发红等现象。每次试验应在 3 个不同部位同时进行，并用空白基质作对照。

4）pH 值

取软膏适量，加水振摇后，加酚酞或甲基红指示液均不得变色。

5）微生物限度检查

不得检出金黄色葡萄球菌和绿脓杆菌。本品 1 g 中，细菌数不得超过 100 个，霉菌和酵母菌数不得超过 100 个。

6）含量测定

采用高效液相色谱法测定软膏中黄芩素的含量。

【注意事项】

1）油脂性基质黄芩素软膏制备时，羊毛脂过于黏稠不宜单用，常与凡士林合用，可改善凡士林的吸水性和渗透性；药物加入熔化基质后，应不停搅拌直至冷凝，否则药物容易分散不均匀，而已凝固后应停止搅拌，以免空气进入膏体不能久储。

2）乳剂型基质黄芩素软膏制备时，三乙醇胺与部分硬脂酸形成硬脂酸胺皂，为 O/W 型乳化剂。硬脂酸胺皂碱性较弱，适用于药物制剂。未皂化的硬脂酸被乳化形成分散相，可同时增加基质稠度。单硬脂酸甘油酯能增加油相的吸水能力，在 O/W 型乳化剂基质中作稳定剂和增稠剂。

3）制备过程中温度控制十分重要。

五、实验结果

1.将三种软膏的外观性状、pH 值检查结果填于表 7–7 中。

2.将各软膏剂涂抹在自己皮肤上，比较各软膏的细腻度、黏稠性与涂布性，记录在表 7–7。

表 7-7　软膏剂质量检查结果

制剂	外观性状	细腻度、黏稠性与涂布性
油脂性基质黄芩素软膏		
乳剂性基质黄芩素软膏		
水溶性基质黄芩素软膏		

六、思考题

1.本实验中 3 种类型的软膏剂分别采用什么方法制备？

2.制备软膏剂时，药物的加入有哪些方法？有哪些注意事项？

3.不同类型软膏基质的作用特点是什么？

4.制备乳剂型软膏剂基质时应注意什么？

实验五　栓剂的制备

一、实验目的

1.掌握热熔法制备栓剂的工艺流程与操作要点。

2.掌握置换价的测定方法和应用。

3.熟悉栓剂基质的分类和应用。

4.了解栓剂的质量评价方法。

二、实验原理

（一）栓剂

栓剂是指原料药与适宜基质等制成的供腔道给药的固体制剂。栓剂的形状因施用腔道而异，常用的是肛门栓和阴道栓。栓剂常用基质分为水溶性基质和油脂性基质。常见的水溶性基质有甘油明胶、泊洛沙姆、聚乙二醇、聚氧乙烯硬脂酸脂等。而常见的油脂性基质有半合成或全合成脂肪酸甘油酯、可可豆脂、氢化植物油等。在栓剂的处方中，根据需要还可加入乳化剂、稀释剂、吸收促进剂、润滑剂、抑菌剂和抗氧剂等附加剂。

制备栓剂用的固体原料药物，除另有规定外，应预先用适宜方法制成细粉或最细粉。原料药物与基质应混合均匀，其外形应光滑完整，放入腔道后应无刺激性，应能融化、软化或溶化，并与分泌液混合，逐渐释放出药物，产生局部或全身作用；并应有适宜的硬度，以免在包装或贮存时变形。

（二）栓剂的制备方法

主要有搓捏法、冷压法、热熔法 3 种。可根据基质的不同和药物的性质选择制法。其中热熔法最为常用，其制备工艺流程见图 7-1：

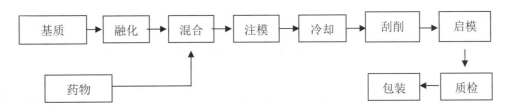

图 7-1 热熔法制备栓剂的工艺流程

（三）药物的加入

在制备栓剂时若药物与基质混合不均匀将严重影响栓剂的外观和质量，因此需注意混合方法和混合前药物的处理。

1. 油溶性药物

如樟脑、中药醇提物等，可直接与熔化的油性基质混合，使之溶解。

2. 水溶性药物

如水溶性稠浸膏等，可直接与熔化的水溶性基质混合；或用少量水溶解后，用适量羊毛脂吸收再与油脂性基质混合。

3. 难溶性药物

如中药细粉、矿物药等，应预先制成最细粉（过七号筛），再与基质混合，混合时可采用等量递增法。

4. 含挥发油的中药

量大时可考虑加入适宜的乳化剂与水溶性基质混合，制成乳剂型栓剂。

（四）栓剂的润滑剂

为使冷却成型的栓剂易从栓模中脱出，灌注前模型内侧应涂润滑剂。水溶性基质应涂油溶性润滑剂，如液状石蜡、植物油等；油溶性基质应涂水溶性润滑剂，如肥皂醑（软皂：甘油：95% 乙醇 =1：1：5）。当然，有的基质本身因具有一定的润滑性，如聚乙二醇类，可不用润滑剂。

（五）置换价

药物在栓剂基质中占有一定的体积，药物重量与同体积栓剂基质重量的比值称为置换价（f）。不同的栓剂处方用同一模型所制得的栓剂容积是相同的，但其重量随基质与药物的密度不同而有区别。因此，为了保证栓剂剂量的准确以及确定基质用量，常常需要预测药物的置换价。

1）当药物与基质密度已知时，$f=$ 药物密度 / 基质密度。

2）当药物与基质密度未知时，可用下式计算：

$$f = \frac{W}{G-(M-W)}$$

式中，W– 含药栓每个栓的平均含药量，G– 纯基质栓的平均重量，M– 含药栓的平均重量。

根据求得的置换价，计算出每粒栓剂中应加的基质质量（E）为：

$$E = G - W/f$$

应注意同一种药物对不同基质有不同的置换价，故药物的置换价应指明基质类别。

栓剂的质量检查按照《中国药典》（2020 年版）四部通则 0107 项下栓剂的有关要求进行，规定必须检查其重量差异、融变时限和微生物限度。另外，还可检查其外观、均匀度、硬度、粒度、体外释放、生物利用度等。

三、实验仪器与材料

天平、烧杯、玻璃棒、水浴锅、蒸发皿、七号筛、肛门栓模、阴道栓模；三黄粉、冰片、半合成脂肪酸甘油酯、硬脂酸、无水碳酸钠、紫花地丁、明胶。

四、实验内容

（一）置换价的测定及三黄栓的制备

【处方】

三黄粉 2.0 g，冰片 0.2 g，半合成脂肪酸甘油酯 8.0 g，共制成 10 枚。

【制法】

1）制备纯基质栓

称取半合成脂肪酸甘油酯 15.0 g，置于蒸发皿中，放在水浴锅上加热，搅拌使全部熔融。然后在栓模内涂上肥皂醑作润滑剂，再向其中注入完全融化的半合成脂肪酸甘油酯。待凝固后，削去溢出部分，开启栓模，推出栓剂，称重，并计算每粒栓剂的平均重量 G（g/ 粒）。

2）制备含药栓

取黄连、黄柏、黄芩三种药材各等量，混合粉碎后，过七号筛（120 目），再次混合均匀后即得三黄粉。将处方量的半合成脂肪酸甘油酯粉碎成粗末，置于蒸发皿中，水浴加热至其完全熔化，待温度降至 40℃以下时，加入处方量的三黄粉、冰片，搅拌均匀后注入已涂有肥皂醑的栓模中，待冷却成形，削去溢出部分，脱模，称重，并计算每粒栓剂的平均重量为 M（g/ 粒）。

含药栓每个栓的平均含药量 $W = M \times$ 药物含量（%）。

3）计算

将上述计算得到的 G、M、W 代入置换价计算公式，计算三黄粉的置换价。

【功能主治】

三黄粉栓具有清热解毒、止痒功效。用于内痔及直肠炎症。

【质量检查】

1）外观

本品应为无色或近无色透明或半透明栓剂。

2）重量差异

按照《中国药典》（2020 年版）四部通则 0107 栓剂项下操作进行检查。取供试品 10 粒，精密称定总重量，求得平均粒重后，再分别精密称定每粒的重量，每粒重量与平均粒重相比较（有标示粒重的中药栓剂，每粒重量应与标示粒重比较），按表 7-8 中的规定，超出重量差异限度的栓剂不得多于 1 粒，并不得超过限度 1 倍。

表 7-8 栓剂的重量差异限度

平均粒重或标示粒重	重量差异限度
1.0 g 及 1.0 g 以下	±10%
1.0 g 以上至 3.0 g	±7.5%
3.0 g 以上	±5%

3）融变时限

按《中国药典》（2020 年版）四部通则 092 融变时限检查法项下操作进行检查。除另有规定外，脂肪性基质的栓剂 3 粒均应在 30 分钟内全部融化、软化或无触压时无硬心；水溶性基质的栓剂 3 粒均应在 60 分钟内全部溶解。如有 1 粒不符合规定，应另取 3 粒复试，均应符合规定。

4）微生物限度检查

除另有规定外，照《中国药典》（2020 年版）非无菌产品微生物限度检查，微生物计数法（通则 1105）和控制菌检查法（通则 1106）及非无菌药品微生物限度标准（通则 1107）检查，应符合规定。

【注意事项】

注模时混合物的温度应适宜，若温度过高则药物易沉降，影响成品中药物含量均匀度。故应选择混合物黏稠度较大时注模，注至模口稍有溢出为宜，且要一次性完成。注模后应放置于适宜的温度下冷却一定时间，若冷却的温度不足或时间短，易发生黏模；而冷却的温度低或时间过长，脱模时又易出现栓剂破碎。

（二）甘油栓的制备

【处方】

甘油 20.0 g，无水碳酸钠 0.5 g，硬脂酸 2.0 g，蒸馏水 2.5 mL，共制成 10 枚。

【制法】

称取无水碳酸钠 0.5 g 加入盛有 2.5 mL 蒸馏水的蒸发皿中，搅拌溶解，然后加入 20.0 g 甘油混合均匀，水浴加热并缓慢加入 2.0 g 硬脂酸细粉，边加边搅拌，待沸腾停止，溶液澄明后，趁热注入涂有润滑剂（液状石蜡）的栓模中，冷却凝固后，削去模口溢出部分，脱模，即得。

【功能主治】

用于治疗便秘。

【质量检查】

1）外观

本品应为无色或近无色透明或半透明栓剂。

2）重量差异、融变时限检查方法

同"（一）置换价的测定及三黄栓的制备"。

3）微生物限度检查

照《中国药典》（2020 年版）检查，应符合规定。

【注意事项】

1）水浴应保持沸腾，蒸发皿底部应接触水面，使硬脂酸与碳酸钠能够充分反应，至泡沫停止、溶液澄明时才可停止加热。

2）制备甘油栓剂时会产生皂化反应，生成二氧化碳，所以注模前应除尽气泡。另外，给栓模涂抹润滑剂时，也应注意避免造成气泡的附着，否则冷却凝固后栓剂内含有气泡会形成空洞，影响栓剂的剂量和美观。

3）注模前应将栓模加热至80℃左右，注模时动作应迅速，注模后冷却应缓慢，否则影响最终成品的硬度、弹性、透明度等。

（三）紫花地丁栓剂的制备

【处方】

紫花地丁20.0 g，甘油6.5 g，明胶6.5 g，蒸馏水15 mL，共制成10枚。

【制法】

1）取紫花地丁切碎，加水适量，煎煮两次（分别煎煮30分钟、20分钟），合并煎液，滤过，浓缩至5 mL，得紫花地丁浓缩液。

2）称取处方量的明胶置于蒸发皿中，并向其中加入6 mL蒸馏水，浸泡30分钟使明胶充分溶胀，再加入蒸馏水9 mL，水浴加热搅拌至溶解后，再加入处方量的甘油，继续加热搅拌，蒸去过量的水分，至约15.0 g时取下。

3）取紫花地丁浓缩液，加入甘油明胶基质中，水浴加热搅拌均匀后，灌入已涂有液状石蜡的栓模中，待冷却成形后，削去溢出部分，脱模，即得。

【功能主治】

清热解毒。用于内痔及直肠炎。

【质量检查】

同甘油栓。

【注意事项】

甘油明胶为水溶性基质，明胶为成型物，甘油与水的比例越大越容易在水性介质中溶解。甘油还能防止明胶基质失水变硬。水含量一般在10%以下，水分过多容易导致基质变软。

五、实验结果

1. 置换价的测定：记录三黄粉的半合成脂肪酸甘油酯的置换价测定数据与计算结果。

2. 将制备的各栓剂的各项质量检查结果记录在表7-9中。

表7-9　栓剂质量检查结果

制剂	外观	重量	重量差异（合格与否）	融变时限（分钟）
三黄栓				
甘油栓				
紫花地丁栓				

六、思考题

1. 热熔法制备栓剂应注意什么？
2. 置换价的意义是什么？什么情况下需要计算置换价？置换价的计算还有哪些方法？

实验六　颗粒剂的制备

一、实验目的

1. 掌握颗粒剂的制备工艺流程与操作要点。
2. 熟悉颗粒剂的质量要求和评价方法。

二、实验原理

颗粒剂系指原料药物与适宜的辅料混合制成具有一定粒度的干燥颗粒状制剂。颗粒剂可分为可溶颗粒（通称为颗粒）、混悬颗粒、泡腾颗粒、肠溶颗粒，根据释放特性不同还有缓释颗粒等。中药颗粒常见的是可溶颗粒、混悬颗粒和泡腾颗粒 3 类。

颗粒剂的制备方法主要包括原辅料的处理、混合、制软材、制粒、干燥、整粒、分装等。原料药物的处理一般包括饮片浸提、浸提液纯化、浓缩或干燥等工艺流程。含芳香挥发性活性成分的饮片常采用蒸馏法提取挥发性成分，药渣煎煮提取。

颗粒剂中常用的赋形剂为糊精、糖粉、乳糖等，以稠浸膏为原料制粒时，辅料用量可根据稠浸膏的相对密度、黏性等适当调节，但总辅料量不宜超过稠浸膏量的 5 倍。以浸膏粉为原料制粒时，辅料量不宜超过稠浸膏量的 2 倍。

制粒是颗粒剂制备的关键技术，直接影响颗粒剂的质量。其中，制软材是湿法制粒的关键步骤，软材黏性太强制得的颗粒坚硬，软材黏度太弱则不易成型，细粉多。一般以"手握成团，轻捏即散"为原则判断软材的质量。颗粒剂的质量检查应按照《中国药典》（2020 年版）四部通则 0104 颗粒剂的有关要求进行。

三、实验仪器与材料

天平、烧杯、玻璃棒、水浴锅、蒸发皿、七号筛、烘箱；黄芩、糊精、糖粉、大青叶、板蓝根、连翘、拳参、乙醇。

四、实验内容

（一）黄芪颗粒剂的制备

【处方】

黄芪 50 g，糊精适量，糖粉适量，50% 乙醇适量，共制成 5 袋。

【制法】

1）称取处方量的黄芪，洗净后加水煎煮两次，第一次加 10 倍量水煎 1.5 小时，第二次加 8 倍量水煎 1 小时，合并煎液，滤过。

2）滤液浓缩至相对密度约为 1.26 g/mL，加乙醇使含乙醇量为 70%，搅匀，静置，取上清液回收乙醇，浓缩成相对密度为 1.36 g/mL（38℃）的清膏。

3）加入适量的糊精和糖粉，它们与清膏的比例应为 3：1～4：1，然后再逐滴加入 50% 乙醇，边加边搅拌，制成"手握成团，轻捏即散"的软材，16 目筛制颗粒，40℃以下干燥，最后分装，即得。

【功能主治】

补气固表，利尿，托毒排脓，生肌。用于气短心悸，虚脱，自汗，体虚浮肿，慢性肾炎，久泻，脱肛，子宫脱垂，痈疽难溃，疮口久不愈合。

【质量检查】

1）外观性状

观察并描述成品性状，颗粒应均匀、干燥、色泽一致，无吸潮、软化、结块等症状。

2）粒度

按照《中国药典》（2020 年版）四部通则 0982 第二法（筛分法）测定，不能通过一号筛与能通过五号筛的总和不得过 15%。

3）水分

按《中国药典》（2020 年版）水分测定法（通则 0832）测定，除另有规定外，水分不得超过 8.0%。

4）溶化性

取成品 1 袋，加热水 200 mL，搅拌 5 分钟，立即观察，应全部溶化或轻微浑浊，不得有焦屑等杂质。

【注意事项】

1）一般中草药浸膏黏性大，在用糊精和糖粉作赋形剂时，不宜用水为润湿剂制软材，因为发黏不易制粒。湿法制粒时，常根据物料性质选用适宜浓度的乙醇作为润湿剂。

2）湿颗粒制成后，应及时干燥，久置易结块变形。干燥温度应逐渐上升，一般控制在 60～80℃。

（二）感冒退热颗粒的制备

【处方】

大青叶 100 g，板蓝根 100 g，连翘 50 g，拳参 50 g，糊精适量，糖粉适量，乙醇适量。

【制法】

1）取大青叶、板蓝根、连翘、拳参 4 味，加水煎煮两次，每次 1.5 小时，合并煎液，滤过。

2）滤液浓缩至相对密度约为 1.08 g/mL（90 ～ 95℃），冷却至室温，加等量乙醇使沉淀，静置，取上清液浓缩成相对密度为 1.20 g/mL（60℃）的清膏，加等量蒸馏水，搅拌，静置 8 小时。

3）取上清液浓缩成相对密度为 1.38 ～ 1.40 g/mL（60℃）的稠膏，加入适量的糊精、糖粉和乙醇，制成"手握成团，轻捏即散"软材，16 目筛制颗粒，40℃以下干燥，整粒，最后分装（每袋装 18 g），即得。

【功能主治】

清热解毒，疏风解表。用于急性扁桃体炎、咽喉炎属外感风热等，症见发热、咽喉肿痛。

【质量检查】

1）外观性状：本品为棕黄色的颗粒，味甜、微苦。

2）粒度、水分、装量差异、溶化性等检查同黄芪颗粒，按《中国药典》（2020 年版）有关规定执行。

【注意事项】

1）采用水提醇沉及水处理工艺，并选用水溶性赋形剂，可以确保颗粒溶化性符合要求。

2）制粒时选用 60% ～ 70% 乙醇作润湿剂制软材，不易粘连，便于操作。

3）清膏与赋形剂的用量比例应视清膏的含水量而定，一般为 1∶（2 ～ 4），总用量一般不超过清膏量的 5 倍。

五、实验结果

将黄芪颗粒和感冒退热颗粒的各项质量检查结果填于表 7–10。

表 7-10　颗粒剂质量检查结果

制剂	外观性状	溶化性	粒度检查
黄芪颗粒			
感冒退热颗粒			

六、思考题

1.常用的制粒方法有哪些？如何选择？

2.湿法制粒的基本原理与方法？

3.在制颗粒剂的操作过程中，应注意哪些问题？

4.若颗粒剂处方中含有挥发性成分，应如何处理？

5.感冒退热颗粒的鉴别方法和含量测定方法？

实验七　硬胶囊剂的制备

一、实验目的

1.掌握硬胶囊剂制备的工艺流程与操作要点。

2.熟悉硬胶囊剂常规质量要求及质量检查方法。

二、实验原理

硬胶囊剂系指采用适宜的制剂技术，将提取物、提取物加饮片细粉，或饮片细粉与适宜辅料制成的均匀粉末、颗粒、小片、小丸、半固体或液体等，充填于空心胶囊中制成的制剂。空心胶囊一般由明胶制成，呈圆筒形，质地坚硬而具有弹性，由配套的上下两节紧密套合而成。空胶囊的规格共有 8 种，规格越大，容积越小，常用 0～5 号。一般可先测定待填充物的堆密度，然后根据应装剂量计算所需容积，再决定选用胶囊的规格。空胶囊的规格及对应容积见表 7-11。

表 7-11　空胶囊的规格及对应容积

空胶囊规格	000	00	0	1	2	3	4	5
容积（±10%）/mL	1.42	0.95	0.67	0.48	0.37	0.27	0.20	0.13

除特殊规定外，硬胶囊中填充的药物一般均要求是混合均匀的细粉或颗粒。以中药为原料的处方中，剂量小或细料药等可直接粉碎成细粉，过六号筛，混匀后填充；剂量较大的可先将部分药材粉碎成细粉，其余药材提取浓缩成稠膏后与细粉混匀，干燥、研细、过筛、混匀后填充；或将全部药材经提取浓缩成稠膏后，加适当辅料制成细小颗粒，经干燥混匀后填充；处方中若含有结晶性药物或提取的纯品药物时，也应先研成细粉再与群药细粉混匀后填充。

硬胶囊的制备一般包括空胶囊的制备、药物的填充、胶囊的封口几个工序。药物的填充是保障药物剂量均匀、装量差异符合要求的关键过程。药物的填充方法有机械灌装与手工填充两种。本次实验采用湿法制粒和胶囊板进行手工填充，将药物颗粒装入胶囊中即得。胶囊剂的质量检查应按照《中国药典》（2020 年版）四部通则 0103 胶囊剂下的有关要求进行。

三、实验仪器与材料

天平、烧杯、烧瓶、容量瓶、滤纸、水浴锅、减压蒸馏装置、手摇筛（20 目、40 目）、烘箱、胶囊填充板；金银花提取物、黄芩提取物、淀粉、乙醇、黄芩、黄连、大黄、滑石粉、硬脂酸镁等。

四、实验内容

（一）银黄胶囊的制备

【处方】

金银花提取物 10 g，黄芩提取物 4 g，淀粉 16 g，共制成 100 粒。

【制法】

1）称取处方量的金银花提取物、黄芩提取物、淀粉混合均匀，用胶头滴管逐滴加入 75% 乙醇溶液制软材。

2）将软材挤压过 40 目筛网制湿颗粒，湿颗粒置于 40～50℃烘箱中干燥，然后用 20 目筛网整粒。

3）采用有机玻璃制成的胶囊板手工填充，约制成 100 粒（0.3 g/ 粒），即得。

【功能主治】

清热、解毒、消炎。用于急慢性扁桃体炎、急慢性咽喉炎等。

【质量检查】

1）水分

按照《中国药典》（2020 年版）总则中水分测定法（通则 0832）检查，不得超过 9.0%。

2）装量差异

取银黄胶囊 10 粒，分别精密称定重量，倾出内容物（不得损失囊壳），囊壳用小刷或其他适宜的用具拭净，求出每粒内容物的装量与平均装量。每粒装量与平均装量相比较，超出装量差异限度的不得多于 2 粒，并不得有 1 粒超出限度 1 倍。

3）崩解时限

按照《中国药典》（2020 年版）四部通则 0921 崩解时限检查法检查。取银黄胶囊

6 粒进行检查，每粒都应在 30 分钟以内全部崩解并通过筛网（囊壳碎片除外），如有 1 粒不能全部通过，应另取 6 粒复试，均应符合规定。

【注意事项】

1）黄芩中的主要有效成分为黄芩苷，黄芩苷在一定温度下易被药材中的共存酶酶解，故提取时直接用沸水提取，以使酶在高温下变性而避免对黄芩苷的影响。

2）金银花提取物中有效成分绿原酸对热不稳定，干燥过程中应严格控制温度，一般要求在 60℃以下。

3）装胶囊过程中应注意控制适当的温度（20 ～ 25℃）和湿度（相对湿度在 30% ～ 45%），防止胶囊中的药粉或颗粒吸湿。

（二）一清胶囊的制备

【处方】

黄连 66 g，黄芩 100 g，大黄 200 g，淀粉适量，滑石粉适量，硬脂酸镁适量，共制成 100 粒。

【制法】

1）取黄芩、黄连、大黄三味，分别加水煎煮两次，第一次 1.5 小时，第二次 1 小时，合并黄连和大黄煎液，再对各滤液分别滤过，减压浓缩，喷雾干燥，分别制得黄芩浸膏粉以及黄连和大黄的混合浸膏粉。

2）两种浸膏粉分别进行制粒，干燥，粉碎，加入淀粉、滑石粉和硬脂酸镁适量，混匀，装入胶囊，制成 100 粒（每粒装 0.5 g），即得。

【功能主治】

清热、泻火、解毒、化瘀、凉血、止血。用于火毒血热所致的身热烦躁、目赤口疮、咽喉、牙龈肿痛、大便秘结、吐血、咯血、痔血；咽炎、扁桃体炎、牙龈炎见上述症候者。

【质量检查】

同银黄胶囊。

五、实验结果

将胶囊剂的各项质量检查结果填于表 7-12。

表 7-12　胶囊剂质量检查结果

制剂	外观性状	装量差异	崩解时限
银黄胶囊			
一清胶囊			

六、思考题

1. 硬胶囊剂的填充操作应注意哪些问题?
2. 金银花提取物、黄芩提取物的制备方法是什么?
3. 一清胶囊如何进行鉴别?

实验八　片剂的制备

一、实验目的

1. 掌握片剂的制备工艺流程与操作要点。
2. 熟悉片剂的质量要求与质量检查方法。
3. 了解压片机的基本操作及原理。

二、实验原理

片剂系指原料药物或与适宜的辅料制成的圆形或异形的片状固体制剂。中药还有浸膏片、半浸膏片和全粉片等。片剂的制备工艺流程一般为:物料准备→药材处理(粉碎、提取、纯化)→制颗粒(湿法制粒或干法制粒)→干燥→整粒→压片→(包衣)→包装。

中药原料应根据有效成分性质进行浸提、分离和精制,挥发性或遇热易分解的有效成分,在原料处理过程中应避免高温。用量极少的毒性药、贵重药、某些含有少量芳香挥发性成分的药材宜粉碎成细粉,过五号或六号筛。制备片剂时,一般要求药物和辅料粉末细度在80目以上。

在片剂的制备过程中,所施的压力不同,所用的润滑剂、崩解剂等的不同,都会对片剂的质量(硬度或崩解剂时限等)产生影响。在片剂的处方设计及影响因素的考察中需要注意的问题有:流动性(减少片重差异),压缩成型性(防止裂片,提高硬度)和润滑性(防止粘冲)。

制颗粒是制备片剂的重要步骤。湿法制粒时需加入适量的黏合剂或润湿剂制备软材,一般以"握之成团,压之即散"为度。制粒时,筛网可根据片重大小进行选择。将软材通过筛网制备的颗粒一般要求较完整,若颗粒中含细粉过多,说明黏合剂用量过少,若呈线条状,则反之。这两种情况制成的颗粒烘干后,往往太松或太硬,不符合压片的要求。制好的颗粒应尽快干燥,干燥的温度根据主药和辅料的性质而定,一般为

60 ～ 80℃，对湿热稳定的药物，干燥温度可适当提高。干燥后，颗粒需过筛整粒以便将粘连的颗粒分散开，整粒后加入润滑剂、崩解剂等，并与颗粒混匀，压片。整粒用的筛网孔径大小与制粒时所用相同或略小。

片剂的质量检查按照《中国药典》（2020 年版）四部通则 0101 片剂下的有关要求进行。一般包括外观、硬度、重量差异、崩解时限、脆碎度等。

三、实验仪器与材料

天平、烧杯、小型压片机、手摇筛（20、40 目）、烘箱、崩解度测定仪、片剂四用仪、脆碎度测定仪；金银花提取物、黄芩提取物、淀粉、乙醇、硬脂酸镁、穿心莲、溪黄草、苦木。

四、实验内容

（一）银黄片的制备

【处方】
金银花提取物 10 g，黄芩提取物 4 g，淀粉 16 g，硬脂酸镁 0.5 g，共制成 100 片。

【制法】
1）称取处方量的金银花提取物、黄芩提取物、淀粉混合均匀，用胶头滴管逐滴加入 75% 乙醇溶液制软材。

2）将软材挤压过 40 目筛网制湿颗粒，湿颗粒置于 60 ～ 80℃烘箱中干燥，然后用 20 目筛网整粒。

3）加入硬脂酸镁 0.5 g，混匀，用压片机压制成 100 片（0.3 g/ 片），即得。

【功能主治】
清热、解毒、消炎。用于急慢性扁桃体炎、急慢性咽喉炎等症。

【质量检查】
1）外观检查
本品应完整光洁，色泽均匀，无斑点。

2）重量差异
取本品 20 片，精密称定总重量，求得平均片重后，再分别精密称定每片的重量，每片重量与平均片重比较（凡无含量测定的片剂或有标示片重的中药片剂，每片重量应与标示片重比较），按表 7-13 中的规定，超出重量差异限度的不得多于 2 片，并不得有 1 片超出限度 1 倍。

表 7-13　片剂的重量差异限度

平均片重或标示片重	重量差异限度
0.30 g 以下	± 7.5%
0.30 g 及 0.30 g 以上	± 5%

3）崩解时限

按照《中国药典》（2020 年版）四部通则 0921 崩解时限检查法检查。取制备的银黄片 6 片进行检查，每片都应在 60 分钟以内全部崩解并通过筛网，如有 1 片不能全部通过，应另取 6 片复试，均应符合规定。

4）硬度检查

取制备的银黄片 5 片用片剂四用仪检测，取平均值，应在 2 ～ 10 kg。

5）脆碎度测定

取制备的银黄片 10 ～ 20 片，用吹风机吹去脱落的粉末，精密称定，置于脆碎度测定仪中旋转 10 分钟。取出，同法除去粉末，精密称重，其磨损失重应在 1% 以内，且不得检出断裂、龟裂及粉碎的片。

（二）消炎利胆片的制备

【处方】

穿心莲 86.8 g，溪黄草 86.8 g，苦木 86.8 g，共制成 100 片或 50 片。

【制法】

1）取处方量的穿心莲、苦木用 80% ～ 85% 乙醇加热提取两次，每次 2 小时，提取液滤过，合并滤液，回收乙醇并浓缩成稠膏。

2）溪黄草加水煎煮两次，煎煮液滤过，合并滤液，浓缩至相对密度为 1.20 ～ 1.25（55 ～ 60℃），加 5 倍量 70% 乙醇，搅拌均匀，静置 24 小时，滤过，滤液回收乙醇并浓缩至适量成稠膏。

3）合并上述两种稠膏，混匀，干燥，加适量辅料，混匀，制颗粒，干燥，压片（100 或 50 片，每片 0.3 g）。

4）包糖衣或薄膜衣，即得。

【功能主治】

清热、祛湿、利胆。用于肝胆湿热所致的胁痛、口苦；急性胆囊炎、胆管炎见上述症候者。

【质量检查】

同银黄片。

【注意事项】

1）片剂制粒所用的筛网数目通常根据片重选择。一般片重在 0.5 g 及以上，用 14 ～ 16 目筛；片重在 0.3 ～ 0.5 g，用 16 ～ 18 目筛；片重 0.1 ～ 0.3 g，用 18 ～ 22 目筛。因为压片时，若小片用大颗粒，则片重差异大。大片可用较大颗粒或小颗粒压片。

2）颗粒干燥程度一般控制在含水量在 3%～5% 为宜，一般凭经验掌握。含水量过高会产生黏冲现象；含水量过低易出现顶裂现象。

3）整粒一般选用与制粒相同或稍小目数的筛网。润滑剂硬脂酸镁需在整粒后加入，且称量要准确。

4）压片前应选用适宜大小的冲模安装到压片机上。冲模大小常以冲头模孔的直径表示，根据片重选择，一般片重 0.1 g 左右用 6 mm；0.2～0.3 g 用 8 mm；0.5 g 左右用 12 mm。

5）要学会正确调节单冲压片机的方法。转动压片机时要匀力、匀速，不能随意回转机器。

五、实验结果

将银黄片的各项质量检查结果填于表 7-14。

表 7-14　片剂质量检查结果

制剂	外观	重量差异	崩解时限	硬度	脆碎度
银黄片					

六、思考题

1. 银黄片中各辅料的作用分别是什么？
2. 片剂的崩解时限不合格的主要原因和解决方法是什么？
3. 片剂重量差异不合格的主要原因和解决方法是什么？
4. 片剂重量差异、崩解时限、硬度、脆碎度的测定有何意义？影响片剂重量差异、崩解时限、硬度、脆碎度的因素有哪些？

实验九　膜剂的制备

一、实验目的

1. 掌握膜剂的制备工艺流程与操作要点。
2. 熟悉膜剂的成膜材料类型与性能。

3. 了解膜剂的质量要求与质量检查方法。

二、实验原理

膜剂系指原料药物与适宜的成膜材料经加工制成的膜状制剂。供口服或黏膜用。膜剂常用的制备方法包括涂膜法、流延法、胶注法等。其中，涂膜法应用较多，制备的一般流程为：先将成膜材料制成溶浆，再加入药物混合均匀后涂膜，最后进行分割即得。

常用的成膜材料多为水溶性高分子物质，包括天然高分子材料和合成高分子材料。天然高分子成膜材料有淀粉、糊精、明胶、阿拉伯胶、白及胶、琼脂等；合成高分子成膜材料有聚乙烯醇（PVA）、乙烯 – 醋酸乙烯共聚物（EVA）、纤维素衍生物等。

除成膜材料外，膜剂中常用的附加剂有增塑剂（甘油、山梨醇等）、表面活性剂（聚山梨酯 80、十二烷基硫酸钠等）、填充剂（淀粉等）、着色剂与遮光剂（色素、二氧化钛等）、矫味剂（蔗糖等）。

原料药物如为水溶性，可直接与成膜材料浆液混合，搅拌使溶解；如为不溶性原料药物，应粉碎研成极细粉或制成微晶，再与甘油或聚山梨酯研匀后加入成膜材料浆液，搅拌混合均匀。

膜剂外观应完整光洁、厚度一致、色均匀、无明显气泡。多剂量的膜剂，分格压痕应均匀清晰，并能按压痕撕开。膜剂的质量检查按照《中国药典》（2020 年版）四部通则 0125 膜剂下的有关要求进行。一般包括外观、重量差异和微生物限度检查。

三、实验仪器与材料

天平、烧杯、三角烧瓶、七号筛、烘箱、恒温水浴锅、研钵、玻璃板、紫外线灯；养阴生肌散、PVA（17–88）、甘油、聚山梨酯 80、75% 乙醇、85% 乙醇、液状石蜡、蒸馏水、硝酸毛果芸香碱、PVA（05–88）等。

四、实验内容

（一）养阴生肌膜的制备

【处方】

养阴生肌散 2 g，PVA（17–88）10 g，甘油 1 mL，聚山梨酯 80 5 滴，蒸馏水50 mL。

【制法】

1）称取处方量的 PVA（17–88）加入 85% 乙醇浸泡过夜，滤过，沥干，重复处理 1

次，倾出乙醇。

2）将 PVA 于 60℃烘干，称取 10 g，置于三角烧瓶中，加蒸馏水 50 mL，水浴上加热，使之溶化成胶液。

3）称取养阴生肌散（过七号筛）2 g，置于研钵中，加甘油 1 mL，聚山梨酯 80 5 滴，研磨均匀。

4）将 PVA 胶液缓缓注入 3）中，研匀，静置脱气泡，备用。

5）取玻璃板（5 cm×20 cm）5 块，洗净，干燥，用 75% 乙醇擦拭消毒，再涂抹少许润滑剂（液状石蜡）。

6）用吸管吸取 4）中药液 10 mL，滴注于玻璃板上，摊匀，水平晾至半干，于 60℃烘干，小心揭下药膜，即得。

【功能主治】

清热解毒。用于湿热性口腔溃疡、复发性口腔溃疡。

【质量检查】

1）外观检查

膜剂外观应完整光洁、厚度一致、色泽均匀、无明显气泡。

2）重量差异

取供试品 20 片，精密称定总重量，求得平均重量，再分别精密称定各片的重量。每片重量与平均重量相比较，按表 7-15 中的规定，超出重量差异限度的不得多于 2 片，并不得有 1 片超出限度的 1 倍。

表 7-15　膜剂的重量差异限度

平均重量	重量差异限度
0.02 g 及 0.02 g 以下	±15%
0.02 g 以上至 0.20 g	±10%
0.20 g 以上	±7.5%

3）微生物限度

按照现行版《中国药典》（2020 年版）检查，应符合规定。

（二）毛果芸香碱眼用膜的制备

【处方】

硝酸毛果芸香碱 7.5 g，PVA（05-88）14 g，甘油 1 g，蒸馏水 15 mL。

【制法】

1）称取处方量的 PVA（05-88）、甘油和蒸馏水，置于 50 mL 烧杯中，静置溶胀后，水浴加热使溶解。

2）趁热过 80 目筛，滤液放冷后加入硝酸毛果芸香碱，搅拌溶解，静置脱气泡，将其倾倒在涂有液状石蜡的玻璃板上，振荡并摊匀，水平放置晾至半干，于60℃烘干。

3）划痕分割（每格规格为10 mm×5 mm），最后用紫外线灯消毒30分钟（正反面各15分钟），即得。

【功能主治】

本品可兴奋胆碱反应系统，使瞳孔缩小、胃肠及子宫收缩，有显著的发汗、流涎作用。适用于治疗青光眼，也可用于对抗阿托品的散瞳作用。

【质量检查】

同养阴生肌膜。

【注意事项】

1）溶解高分子成膜材料PVA时，应遵循高分子溶液的制备方法。即使PVA在蒸馏水中静置一段时间，使其自然溶胀，再加热或搅拌。

2）玻璃板上涂抹的液状石蜡不宜过多，一层即可，否则会导致摊涂时膜剂分散困难。

3）膜剂的干燥温度、时间应适宜，干燥不足，膜剂水分含量过高不易成型；干燥过度则会导致膜剂过脆，韧性差，脱模困难。

五、实验结果

将膜剂的各项质量检查结果填于表7-16。

表7-16　膜剂质量检查结果

制剂	外观	重量差异
养阴生肌膜		
毛果芸香碱眼用膜		

六、思考题

1. 养阴生肌膜剂处方中各成分的作用分别是什么？
2. PVA在使用前的处理有何意义？
3. 制备膜剂的操作要点有哪些？

实验十　滴丸的制备

一、实验目的

1. 掌握滴丸的制备工艺流程及操作要点。
2. 熟悉滴丸的制备原理，基质和冷却剂的选择原则。
3. 了解滴丸的质量检查方法。

二、实验原理

滴丸指原料药物与适宜的基质加热熔融混匀，滴入不相混溶的冷凝介质中，由于表面张力的作用使液滴收缩成球状而制成的类球形制剂，主要供口服用。滴丸是丸剂的一种。丸剂系指原料药物与适宜的辅料制成的球形或类球形固体制剂，包括蜜丸、水蜜丸、水丸、糊丸、蜡丸、浓缩丸、滴丸和糖丸等。

滴丸由药物和基质组成，基质可分为水溶性基质和非水溶性基质两类。水溶性基质有聚乙二醇（PEG4000、6000）、甘油明胶、聚氧乙烯单硬脂酸酯（S-40）、泊洛沙姆等，主要用于速释滴丸的制备；非水溶性基质有硬脂酸、单硬脂酸甘油酯、虫蜡、氢化植物油等，可使药物缓慢释放。也常将水溶性与非水溶性混合基质混合使用以调节基质极性，药物的释放速率，利于滴丸的成型。

滴丸载药量小，一般要求对原料药进行提取精制，制成有效部位或有效成分用于制丸。对于一些贵重药物，也可直接粉碎后用于制丸。

在选择冷凝液时，液状石蜡、甲基硅油、植物油、煤油等油类冷凝液适用于水溶性基质滴丸的制备；而水、不同浓度的乙醇溶液则适用于非水溶性基质滴丸的制备。

滴丸的制备方法主要为：药物的前处理→基质熔融→药物混合→滴制→选丸→洗丸→干燥等。影响滴丸重量的主要因素包括滴头大小、滴制温度、滴距、料液中的空气等，应根据料液特点及制剂要求及时进行调整，以保证丸重符合要求。滴丸的质量检查按照《中国药典》（2020 年版）四部通则 0108 丸剂下的有关要求进行。一般包括外观、重量差异、溶散时限等检查。

三、实验仪器与材料

天平、蒸发皿、恒温水浴锅、电磁炉、滴丸机、崩解时限测定仪等；苏合香、冰片、聚乙二醇 6000、液状石蜡等。

四、实验内容

苏冰滴丸的制备

【处方】

苏合香 1 g，冰片 2 g，聚乙二醇 6000 7 g。

【制法】

1）安装滴丸制备仪：贮液器外壁通入 80 ～ 85℃循环水（由超级恒温水浴供给）；冷却柱中加入液状石蜡，外壁通凉水加碎冰块冷却。

2）称取处方量的聚乙二醇 6000 置于蒸发皿中，水浴加热至熔融，加入处方量的苏合香及冰片，搅拌至融化，转移至贮液器中，通入 80 ～ 85℃循环水保温。

3）打开贮液器下端开关，调节滴出口与冷却剂间的距离，控制滴速为每分钟 30 滴，每粒重 50 mg。待滴丸完全冷却后，取出滴丸，摊于滤纸上，擦去表面附着的液状石蜡，即得。

【功能主治】

芳香开窍，理气止痛。用于冠心病、心绞痛、心肌梗死等，能迅速缓解症状。

【质量检查】

1）外观形状

应圆整，大小均一，色泽一致，软硬适中。

2）重量差异

取滴丸 20 丸，精密称定总重量，求得平均丸重后，再分别精密称定各丸的重量。每丸重量与平均丸重相比较超出重量差异限度，参照《中国药典》（2020 年版）四部通则 0108 丸剂下的有关规定，丸剂不得多于 2 丸，并不得有 1 丸超出限度 1 倍。

3）溶散时限

取滴丸 6 丸，选择适当孔径筛网的吊篮（丸剂直径在 2.5 mm 以下的用孔径约 0.42 mm 的筛网；在 2.5 ～ 3.5 mm 的用孔径约 1.0 mm 的筛网；在 3.5 mm 以上的用孔径约 2.0 mm 的筛网），照《中国药典》（2020 年版）崩解时限检查法（通则 0921）片剂项下的方法不加挡板检查，应在 30 分钟内全部溶散，且全部通过筛网。如有细小颗粒状物未通过筛网，但已软化且无硬心者可按符合规定论。

【注意事项】

1）苏合香属于易挥发药物，在保证基质与药物混合均匀的前提下，操作中应尽可能缩短加热熔融时间。同时注意避免快速搅拌引入空气，影响成品质量。

2）制备滴丸前检查滴速控制的稳定性，滴制液压的恒定性等影响滴丸质量的均一性的因素。

3）滴制时宜采用梯度冷却方式，否则易造成滴丸在冷凝液底部黏结、成品出现空洞、拖尾等现象。

五、实验结果

将滴丸的各项质量检查结果填于表 7-17。

表 7-17 滴丸质量检查结果

制剂	外观形状	重量差异	溶散时限
苏冰滴丸			

六、思考题

1. 滴丸制备的操作要点是什么？

2. 影响滴丸成品质量的因素有哪些以及应如何控制？

3. 滴丸有何特点？

实验十一　包合物的制备

一、实验目的

1. 掌握饱和水溶液法制备包合物的工艺与操作要点。

2. 熟悉包合物形成的验证方法，包合物的含油率、油的利用率及包合物的收率的计算方法。

3. 了解 β‑环糊精的性质及应用。

二、实验原理

包合物是指药物分子被全部或部分包嵌于另一种物质分子的空穴结构内形成的特殊复合物，由主分子和客分子两部分组成。主分子（包合材料）具有较大的空穴结构，能够将客分子（药物）容纳在内，形成分子囊。药物经包合后，其物理性质会发生一定的改变，主要具有以下优点：①增加难溶性药物的溶解度；②增加药物溶出度，提高生物利用度；③掩盖药物的不良气味，降低药物的刺激性；④提高药物稳定性；⑤使液体药物固体化；⑥调节药物释放速度；⑦防止挥发性成分逸散，减少药物损失。

常用的包合材料为环糊精及其衍生物。环糊精一般为 6 ～ 13 个葡萄糖分子以 α−1，4− 糖苷键连接的环状化合物，分子立体结构是一个上宽下窄两端开口的中空圆筒形。分子内部以氧原子为主，具有疏水性，分子外部以羟基为主，具有亲水性。常用的环糊精有 α，β、γ 三种，分别由 6、7、8 个葡萄糖分子组成，它们的空穴内径与物理性质差别较大，其中 β− 环糊精的应用较为广泛。

环糊精包合物的制备方法有很多，包括饱和水溶液法、研磨法、冷冻干燥法、喷雾干燥法、捏合法、超声法等，可根据环糊精和药物的性质，结合实际生产条件选择。本实验采用饱和水溶液法制备包合物，即在一定温度下将 β− 环糊精制成饱和水溶液，加入药物搅拌混合一定时间后，降低温度，使包合物从水中沉淀析出，过滤得到包合物。β− 环糊精在 20℃ 水中的溶解度为 1.85 g/100 mL，且随着温度升高，软化溶解度增大，在 40、60、80、100℃ 时的溶解度分别为 3.7、8.0、18.3、25.6 g/100 mL。

包合物的质量检查项目包括包合物的含油率、油的收率及包合物的收率，计算公式如下：

$$包合物的含油率 = \frac{包合物中实际含油量（g）}{包合物量（g）} \times 100\%$$

$$包合物中油的收率 = \frac{包合物中实际含油量（g）}{投油量（g）} \times 100\%$$

$$包合物的收率 = \frac{包合物的量（g）}{投入的环糊精量（g）+ 投油量（g）} \times 100\%$$

验证药物与环糊精是否形成包合物，除检查包合率外，可根据药物的结构和性质，采用物相鉴别方法进行验证。主要有溶解度和溶出度法、扫描电镜法、X 射线衍射法、差示热分析法、薄层色谱法（TLC）、气相色谱法（GC）、紫外分光光度法（UV）、红外分光光度法（IR）、荧光光度法、核磁共振法（NMR）等。

本实验采用 TLC。

三、实验仪器与材料

差示扫描热分析仪、挥发油提取器、电动搅拌水浴锅、烘箱、具塞锥形瓶、量筒、移液管、抽滤装置、回流冷凝管、硅胶板、展开缸、定量毛细管、喷雾瓶；薄荷油（密度 0.970 ～ 0.990 g/mL，主要成分为薄荷醇，分子量 156.27）、陈皮油（密度 0.835 ～ 0.856 g/mL，主要成分柠檬烯，分子量 136.24）、β–环糊精、无水乙醇、石油醚、乙酸乙酯、正己烷、三氯甲烷、1% 香草醛（香兰素）硫酸液、30% 硫酸乙醇溶液、蒸馏水等。

四、实验内容

（一）薄荷油 β–环糊精包合物的制备

【处方】

β–环糊精 4.0 g，薄荷油 1.0 mL，蒸馏水 50 mL。

【制法】

1）β–环糊精水溶液制备

称取 β–环糊精 4.0 g，置于 100 mL 具塞锥形瓶中，加入蒸馏水 50 mL，水浴锅加热搅拌使溶解，待完全溶解后降温至 50℃，备用。

2）薄荷油–β–环糊精包合物制备

将 1.0 mL 的薄荷油缓慢滴入保持在 50℃ 的 β–环糊精溶液中，恒温搅拌 1 小时，期间会逐渐出现浑浊，析出白色沉淀。之后让温度降至室温，再进行冰浴冷却或冷藏 24 小时，待沉淀完全析出后，滤过。所得沉淀用无水乙醇 5 mL 洗涤，重复 3 次，洗至沉淀表面近无油渍，将包合物置干燥器中干燥，即得，称重记录。

【质量检查】

1）外观性状

观察其色泽、形态，应为白色干燥固体粉末状；不具有明显的薄荷油气味。

2）薄层色谱分析（TLC）验证包合物的形成

（1）取薄荷油 β–环糊精包合物 0.5 g，加入 95% 乙醇 2 mL，振摇后滤过，取滤液为样品 A。

（2）另取薄荷油 2 滴，加入 95% 乙醇 2 mL 混合溶解，得样品 B。

（3）用毛细管分别吸取样品 A、B 液各约 10 μL，点于同一块 0.3% CMC–Na–硅胶 G 薄层板上，以石油醚：乙酸乙酯（85：15）为展开剂进行展开。取出晾干后喷以 1% 香草醛硫酸液，105℃ 烘干至斑点（紫色）清晰。

（4）绘制 TLC 图谱，说明包合前后的特征斑点与 Rf 值的情况，验证包合物的形成。

3）包合物的含油量、油的收率及包合物的收率的测定

（1）精密量取薄荷油 2.0 mL，置于 250 mL 圆底烧瓶中，加蒸馏水 100 mL，再加入 β−环糊精 8.0 g，混合均匀，用挥发油提取器提取薄荷油，用（提取量 / 加入量）×100%，作为提取校正因子。

（2）称取包合物 5 g，置于 250 mL 圆底烧瓶中，加蒸馏水 150 mL，提取薄荷油（1 mL 薄荷油约重 0.9 g），根据测定值，用公式计算包合物的含油率、包合物中油的收率及包合物的收率。

【注意事项】

1）无水乙醇洗涤过滤物是为了去除未被包封的油，洗涤液不宜过量，否则影响含油率和包合物的收率。

2）用 TLC 法验证包合物时，点样量要适当并应稍放置待乙醇挥发完全后再进行展开，点样过多或点样后立即展开均会造成拖尾。点样太少则可能不出现斑点。

3）显色时，硅胶板的烘烤温度不宜过高，时间也不宜过长，否则薄层板易糊化变黑。

4）制备过程中搅拌时间要充分，而且应盖上瓶塞，防止薄荷油挥发。

（二）陈皮油 β−环糊精包合物的制备

【处方】

β−环糊精 8.0 g，陈皮油 1.0 mL，无水乙醇 5.0 mL，蒸馏水 100 mL。

【制法】

1）陈皮油乙醇溶液制备

精密量取处方量的陈皮油于西林瓶中，迅速向其中加无水乙醇 5.0 mL 混合均匀，加塞，备用。

2）β−环糊精水溶液制备

称取处方量的 β−环糊精，置于 250 mL 具塞锥形瓶中，加蒸馏水 100 mL，在 60℃的水浴锅中搅拌加热使溶解，得澄清溶液，备用。

3）陈皮油−β−环糊精包合物制备

在 60℃恒温磁力搅拌下，将陈皮油乙醇溶液缓慢滴入 β−环糊精水溶液中，期间会逐渐出现浑浊并有白色沉淀析出，继续恒温搅拌 1 小时后，转至室温下继续搅拌至溶液降至室温，最后进行冰浴冷却或冷藏 24 小时，待沉淀析出完全后，过滤，并用无水乙醇洗涤 3 次，每次 5 mL，最后置于真空干燥器中干燥，即得，称重记录。

【质量检查】

1）外观性状

观察其色泽、形态。

2）薄层色谱分析（TLC）验证包合物的形成

（1）取陈皮油 0.5 mL，加入无水乙醇 2.5 mL，振摇均匀后，得陈皮油乙醇溶液为样品 A。

（2）称取陈皮油 – β – 环糊精包合物 0.3 g，加无水乙醇 2 mL，振摇均匀后取上清液为样品 B。

（3）将陈皮油 – β – 环糊精包合物中的挥发油提取出来，取 0.5 mL，加入无水乙醇 2.5 mL，振摇均匀后为样品 C。

（4）用毛细管分别吸取样品 A、B、C 液各约 10 μL，点于同一块硅胶板上，用正己烷∶三氯甲烷（40∶1）为展开剂，将板置于层析缸中饱和 10 分钟后再进行展开，取出晾干，喷 30% 硫酸乙醇溶液，烘烤 15 分钟，显色。

（5）绘制 TLC 图谱，说明包合前后的特征斑点与 Rf 值的情况，验证包合物的形成。

3）包合物的含油量、油的收率及包合物的收率的测定

（1）精密量取陈皮油 1.0 mL，置于 250 mL 圆底烧瓶中，加蒸馏水 100 mL 和无水乙醇 5 mL，再加入 β – 环糊精 8.0 g，混合均匀，用挥发油提取器提取陈皮油，用（提取量 / 加入量）× 100%，作为提取校正因子。

（2）称取包合物 5 g，置于 250 mL 圆底烧瓶中，加蒸馏水 150 mL，提取陈皮油，根据测定值，用公式计算包合物的含油率、油的收率及包合物的收率。

【注意事项】

1）制备环糊精包合物时，水溶性药物或水难溶性液体药物可直接加至环糊精的饱和溶液中，搅拌制成包合物；水难溶性固体药物，可先溶解在少量丙酮或异丙醇等有机溶剂中，再加至环糊精的饱和溶液中，搅拌制成包合物。

2）包合温度一般为 30 ～ 60℃为宜，提高温度可增加包合率，但包合温度过高会影响药物的稳定性，使挥发油挥发速度加快。

五、实验结果

1. 描述薄荷油包合物和陈皮油包合物的性状。
2. 计算包合物的含油率、包合物中油的收率及包合物的收率，记录于表 7–18。

表 7-18　包合物的含油率、包合物中油的收率及包合物的收率

样品	含油率	油的收率	包合物的收率
薄荷油包合物			
陈皮油包合物			

3.包合物的验证，绘制薄荷油包合物和陈皮油包合物的 TLC 图，描述包合前后的特征斑点与 Rf 值的情况，分析包合物是否形成。

六、思考题

1.饱和水溶液法制备包合物的操作要点有哪些？

2.除饱和水溶液法以外，还有哪些方法可以制备包合物？这些方法的制备原理是什么，各有什么特点？

3.除 TLC 以外，还有哪些方法可以用于包合物形成的验证？

实验十二　微囊的制备

一、实验目的

1.掌握凝聚法制备微囊的原理、工艺流程及操作要点。

2.熟悉微囊的质量要求和质量检查方法。

3.了解微囊成型的条件，影响成囊的因素及控制方法。

二、实验原理

微囊系指利用天然或合成的高分子材料（囊膜），将固态或液态药物（囊心物）包封形成粒径为 $1 \sim 250$ μm 的药库型微小胶囊。根据临床需求，可将微囊进一步制成散剂、片剂、胶囊剂和软膏剂等。药物制成微囊后具有以下特点：①掩盖药物不良气味或改善口味；②提高药物稳定性，防止药物在胃内失活或降低药物对胃肠道的刺激性；③改善药物的流动性和可压性；④使液体药物固体化，便于应用和贮存；⑤减少复方药物配伍禁忌；⑥使药物具有缓释、控释和迟释作用，以及使药浓集于靶区，提高疗效等。

制备微囊的囊材主要有：

1.天然高分子材料

明胶、壳聚糖、阿拉伯胶、海藻酸钠、淀粉、蛋白质类等。

2.合成或半合成高分子材料

羧甲基纤维素、甲基纤维素、聚乳酸、纤维醋法酯、乙基纤维素、羟丙甲纤维素、丙交酯 – 乙交酯共聚物、聚乳酸 – 聚乙二醇嵌段共聚物和 ε – 己内酯 – 丙交酯嵌段共聚物等。其中明胶最为常用。

　　微囊的制备方法很多，分为物理机械法、物理化学法以及化学法三大类。可根据药物和囊材的性质、微囊的大小、释放性能和设备等要求进行选择。其中单凝聚法和复凝聚法应用最为广泛。

　　本实验中单凝聚法制备微囊是以明胶为囊材，以硫酸钠水溶液作为凝胶剂，凝胶剂与囊材溶液中水合膜的水分子结合，分子间形成氢键，使囊材的溶解度降低，从溶液中析出而凝聚成囊。这种凝聚是可逆的，一旦解除凝聚的条件（如加水稀释），就会发生解凝聚现象。这种可逆在制备过程中可以得到利用，经过几次凝聚与解凝聚，直到形成满意的凝聚囊形状为止。最后加入交联剂甲醛或戊二醛，其中甲醛可与明胶发生胺醛缩合反应、戊二醛可与明胶发生 Schiff 反应，使明胶分子交联形成网络结构而固化，得到不可逆、不凝结、不粘连的球形或类球形微囊。

　　复凝聚法制备微囊是利用两种或两种以上带相反电荷的亲水性胶体液混合，因电荷吸引结合而产生凝聚。本实验中以明胶和阿拉伯胶为囊材制备微囊，将明胶溶液的 pH 值调至明胶的等电点以下使之带正电（pH 值 4.0 左右），而此时阿拉伯胶带负电，由于正负电荷的相互吸引交联形成络合物。当溶液中存在药物时，即可包裹在药物周围形成微囊，加水稀释，再加甲醛使囊膜变性固化，洗去甲醛，即得球形或类球形的微囊。

　　微囊的质量检查包括囊形与大小检查（在光学显微镜下观察）、溶出速率检查以及药物含量测定等，按照《中国药典》（2020 年版）有关规定进行。

三、实验仪器与材料

　　天平、烧杯、玻璃棒、研钵、一号筛（10 目）、恒温磁力搅拌水浴锅、组织捣碎机、光学显微镜、烘箱、离心机；齐墩果酸、明胶、甲醛、氢氧化钠、硫酸钠、甘油、薄荷油、阿拉伯胶、醋酸、硬脂酸镁、蒸馏水。

四、实验内容

（一）齐墩果酸微囊的制备（单凝聚法）

【处方】

　　齐墩果酸 1.0 g，明胶 5.0 g，37% 甲醛 8.0 mL，60% 硫酸钠溶液 200 mL，72% 硫酸钠溶液 500 mL，甘油 2.0 mL，20% 氢氧化钠溶液适量，蒸馏水适量。

【制法】

　　1）取明胶 5.0 g，加蒸馏水 25 mL 浸泡 30 分钟，60℃水浴加热使溶解，备用。

　　2）取齐墩果酸 1.0 g，置研钵中，加甘油 2.0 mL，研磨分散，加入上述明胶溶液中，搅拌均匀后，加 50℃的蒸馏水至 100 mL。

3）将预热至 50℃ 的 60% 硫酸钠溶液 200 mL 搅拌下加入以上混悬液，混匀，得到凝聚囊。

4）将预热至 40℃ 的 72% 硫酸钠溶液 500 mL 搅拌下加入，混匀，自然冷却至 32 ～ 35℃，得到沉聚囊。

5）置冰水浴中快速降温至 10℃ 以下，不断搅拌，加入 37% 甲醛溶液 8.0 mL，搅拌 20 分钟后，用 20% 氢氧化钠溶液调节 pH 值 9.0，继续搅拌 1 小时，得到固化微囊。

6）离心，弃上清液，取沉淀，水洗至中性，冷冻干燥，即得。

【质量检查】

1）囊形与大小

在光学显微镜下观察制得微囊的形状并绘制微囊形态图，测定其粒径（最大和最多粒径）及其分布。

2）药物的溶出速率

参照《中国药典》（2020 年版）四部通则 0931 中溶出速度测定法进行检查，应符合规定。

3）药物含量测定

参照《中国药典》（2020 年版）进行检查，药物含量应为 20% ～ 80%。

【注意事项】

1）明胶为高分子化合物，其溶液配制不可过早加热，需先用蒸馏水浸泡使其自然溶胀，再加热溶解。

2）60% 硫酸钠溶液在低温时会析出晶体，配好后应加盖于 50℃ 保温备用。

3）硫酸钠稀释液的浓度至关重要，浓度过高或过低都会导致凝聚囊粘连成团或溶解。

（二）薄荷油微囊的制备（复凝聚法）

【处方】

薄荷油 1.0 g，明胶（A 型）2.5 g，阿拉伯胶 2.5 g，37% 甲醛 1.25 mL，10% 醋酸适量，20% 氢氧化钠溶液适量，硬脂酸镁适量，蒸馏水适量。

【制法】

1）明胶溶液制备

取明胶（A 型）2.5 g，用适量蒸馏水浸泡使其溶胀后，加蒸馏水至 50 mL，搅拌使溶解（必要时可加热至 60℃ 助溶）。

2）薄荷油乳制备

取阿拉伯胶 2.5 g，溶于 50 mL、60℃ 蒸馏水中，加薄荷油 1.0 g，于组织捣碎机中乳化 1 分钟，即得。

3）微囊的制备

将上述薄荷油乳置于 500 mL 烧杯中，于 50℃下搅拌，加入上述明胶溶液，并用 10% 醋酸调节 pH 值 4.1 左右。取样于显微镜下观察，可见许多油粒外有一层薄薄的膜，即可判断已成囊。

4）步骤

加入蒸馏水 200 mL（温度不低于 30℃），并不断搅拌冷却至 10℃ 以下，加入 37% 甲醛 1.25 mL，搅拌 15 分钟，用 20% 氢氧化钠溶液调节 pH 值 8 ～ 9，继续搅拌冷却 30 分钟，除去悬浮的泡沫，过滤，用水洗涤至中性并无甲醛臭味。抽滤，加 3% 硬脂酸镁制粒，过一号筛（10 目），于 50℃烘干，即得。

【质量检查】

1）囊形与大小

在光学显微镜下观察制得微囊的形状并绘制微囊形态图，测定其粒径（最大和最多粒径）及其分布。

2）药物的溶出速率

参照《中国药典》（2020 年版）四部通则 0931 中溶出速度测定法进行检查，应符合规定。

3）药物含量测定

参照《中国药典》（2020 年版）进行检查，药物含量应为 20% ～ 80%。

【注意事项】

1）复凝聚法制备微囊时，用 10% 醋酸溶液调节 pH 值是操作关键。为使明胶正电荷达到最多，成囊量达到最大，应调节 pH 值 4.0 ～ 4.5，并且一定要将溶液搅拌均匀。

2）制备微囊的过程中，始终伴随搅拌，但搅拌速度不应过高，避免形成大量泡沫，必要时可加入几滴戊醇或辛醇消泡，可提高收率。

3）交联固化前切勿停止搅拌，以避免微囊粘连成团。

4）制备微囊过程中，为使其具有良好的可塑性、分散性，常需加入增塑剂，如山梨醇、聚乙二醇、丙二醇、甘油等。

五、实验结果

将微囊的各项质量检查结果填于表 7-19。

表 7-19 微囊质量检查结果

制剂	微囊形状	最大粒径	最多粒径范围
齐墩果酸微囊			
薄荷油微囊			

六、思考题

1. 用单凝聚与复凝聚工艺制备微囊时，药物必须具备什么条件？
2. 试述单凝聚工艺与复凝聚工艺的异同。
3. 使用交联剂的目的和条件是什么？
4. 在制备微囊时，如何使微囊的形状好、收率高？
5. 如何对微囊的稳定性进行评价？